JN303005

手術後・退院後の安心シリーズ

イラストでわかる

胃がん・大腸がん

手術後の食事・生活、再発・転移の防ぎ方

生活処方と後遺症・副作用への対処法、
社会復帰と経済支援のいろいろ

済生会山形済生病院　消化器外科
浦山雅弘・川口 清 監修

法研

はじめに

今、日本人の約半分が「がん」になり、日本人の約3分の1が「がん」で死亡すると言われています。特に「がん」での死亡数を部位別にみると、肺がん、胃がん、大腸がんが上位を占めています。検診により胃がんは早期に発見されるようになり、死亡数こそ減っていますが、罹患数は減っていません。また大腸がんは罹患数、死亡数とも年々増加の一途をたどっています。このように胃がんと大腸がんは「がん」の中でも非常に多い病気です。

現在、いろいろな病気の治療指針としてガイドラインが出されています。胃がんについては2001年に日本胃癌学会から「胃癌治療ガイドライン」が発表され、さらにそれに基づき、患者さん向けの解説書が作成されました。また、大腸がんについても2005年に大腸癌研究会から「大腸癌治療ガイドライン」が作成され、同様な解説書も作成されています。患者さんが病気に対する知識を深めることで、治療をよく理解できるように作成されたもので、一般の読者向けにわかりやすく書かれています。

一方で患者さんの診療をしていると入院治療中は非常に順調に経過したのに、退院してから体調のことでいろいろ悩んだりされる方も多々認めます。胃切除後の食事に関する問題や直腸手術後の排便のトラブルなどなど。

本書は手術後や退院後に不安なく生活していけることを視点において構成されております。ご自身の病気を、術後の身体をよく理解したうえで、うまく向き合って生活をおくっていただければ幸いです。

社会福祉法人 恩賜財団 済生会山形済生病院
外科 **浦山雅弘**

イラストでわかる
胃がん・大腸がん
手術後の食事・生活、再発・転移の防ぎ方

第2章 手術後の生活で大切なこと 47

第1章

胃がん・大腸がんの治療

がんの基礎知識

胃がん・大腸がんの危険因子

胃がんの危険因子とは

胃がんは、日本人にもっとも多くみられるがんです。高齢になるほどかかる人が多く、女性より男性の罹患率が高くなっています。胃がんの危険因子として挙げられるのが、慢性胃炎。胃粘膜の炎症が長く続くと細胞が傷つき、がん化しやすいといわれています。そのため、慢性胃炎の原因となる塩分の多い食事や喫煙などが、胃がんの危険因子となります。また、胃粘膜にすみつき、胃炎などを起こしやすくするピロリ菌も、胃がんの発生にかかわっていると考えられています。ただし、ピロリ菌に感染している人がみな胃がんになるわけではなく、また、除菌治療をしても胃がんにかかるリスクはなくなりません。

大腸がんの危険因子とは

大腸がんにかかる人の数は、ここ十数年で急増しています。危険因子として挙げられるのは、食生活の欧米化による腸内環境の悪化やストレス、喫煙、過度の飲酒、肥満など。40歳ごろからかかる人が増え始め、高齢になるほど罹患者数も多くなっています。

ここが大事!!

●5年生存率とは

がんの治療効果を示すものとしてよく使われる数値に「5年生存率」があります。胃がんや大腸がんの場合、再発は治療から5年以内に起こることがほとんどなので、5年生存率が完治のめやすとなるのです。胃がんと大腸がんでは、病期（18、30ページ参照）がもっとも初期に分類される場合の5年生存率は、ともに90％を超えています。つまり、早期発見できれば、完治する可能性が高い病気なのです。

■胃がん・大腸がんの危険因子のいろいろ■

胃がん

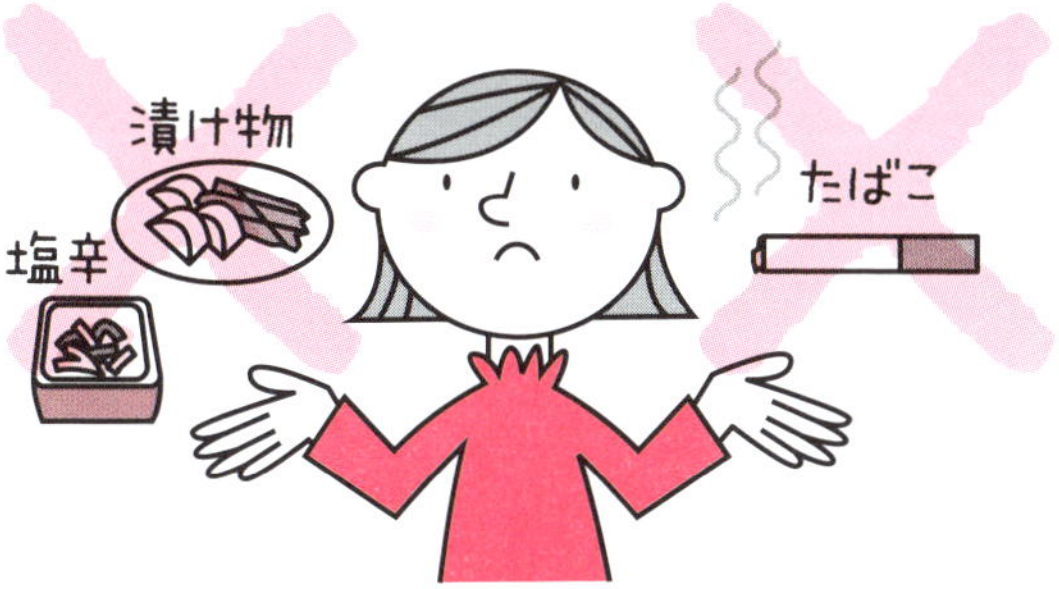

細胞が傷ついてがん化➡胃がん

↑

慢性胃炎

↑

- 塩分や食品添加物の多い食事
- 喫煙
- ピロリ菌（ヘリコバクター・ピロリ）の感染

大腸がん

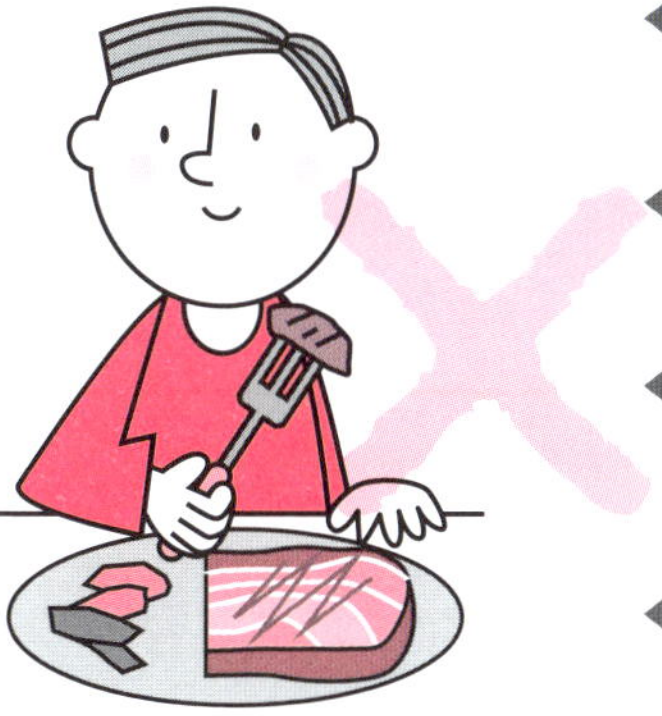

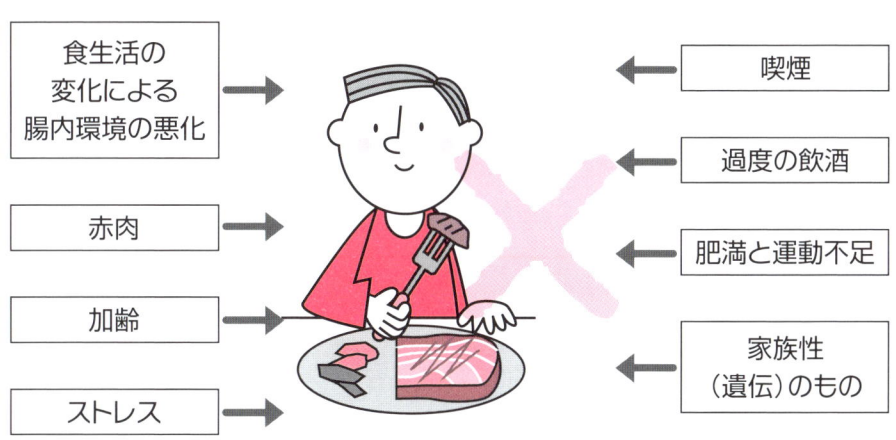

- 食生活の変化による腸内環境の悪化
- 赤肉
- 加齢
- ストレス
- 喫煙
- 過度の飲酒
- 肥満と運動不足
- 家族性（遺伝）のもの

がんの基礎知識

がんの発生と進行

変異した細胞ががん化していく

人の体を構成する細胞は常に新しく生まれかわっていますが、細胞分裂の際、まれに異常な遺伝子をもつ細胞が生まれます。通常なら、免疫細胞などの働きで異常な細胞は修復・排除されます。でも、何らかの原因でがん化を食い止めるシステムがうまく働かないと増殖し、がんとなっていきます。

早期がんと進行がん

胃壁や大腸壁は、内側から「**粘膜**《ねんまく》」「**粘膜下層**《ねんまくかそう》」「**固有筋層**《こゆうきんそう》」「**漿膜下層**《しょうまくかそう》」「**漿膜**《しょうまく》」という5つの層に分かれています。胃がんや大腸がんは、もっとも内側にある粘膜に発生し、外側へ向かって広がっていきます。胃がん・大腸がんの場合、がんの浸潤《しんじゅん》（がんの広がり）が粘膜下層までのものを「**早期がん**」、それより深いものを「**進行がん**」といいます。進行すると、浸潤による広がりのほか、最初に発生したところとは別の部位にもがんが発生する「**転移**」が起こることもあります。転移は、がん細胞がリンパ管や血管に入り込んだり、漿膜を貫いて腹膜に広がることによって起こります。

ここが大事!!

●がんの悪性度

がん細胞は、増殖のしかたの違いによって「**分化型**」と「**未分化型**」に分けられます。分化型と呼ばれるのは、胃や大腸の粘膜を構成している正常な細胞と同じような形や配列を保って増殖していくもの。増殖力は弱く、がんの進行も遅めです。「未分化型」と呼ばれるのは、正常な細胞の形や配列を保たずに増殖していくもの。分化型にくらべて増殖力が強く、がんの進行も速いため、悪性度が高いとされています。

胃壁・大腸壁の構造

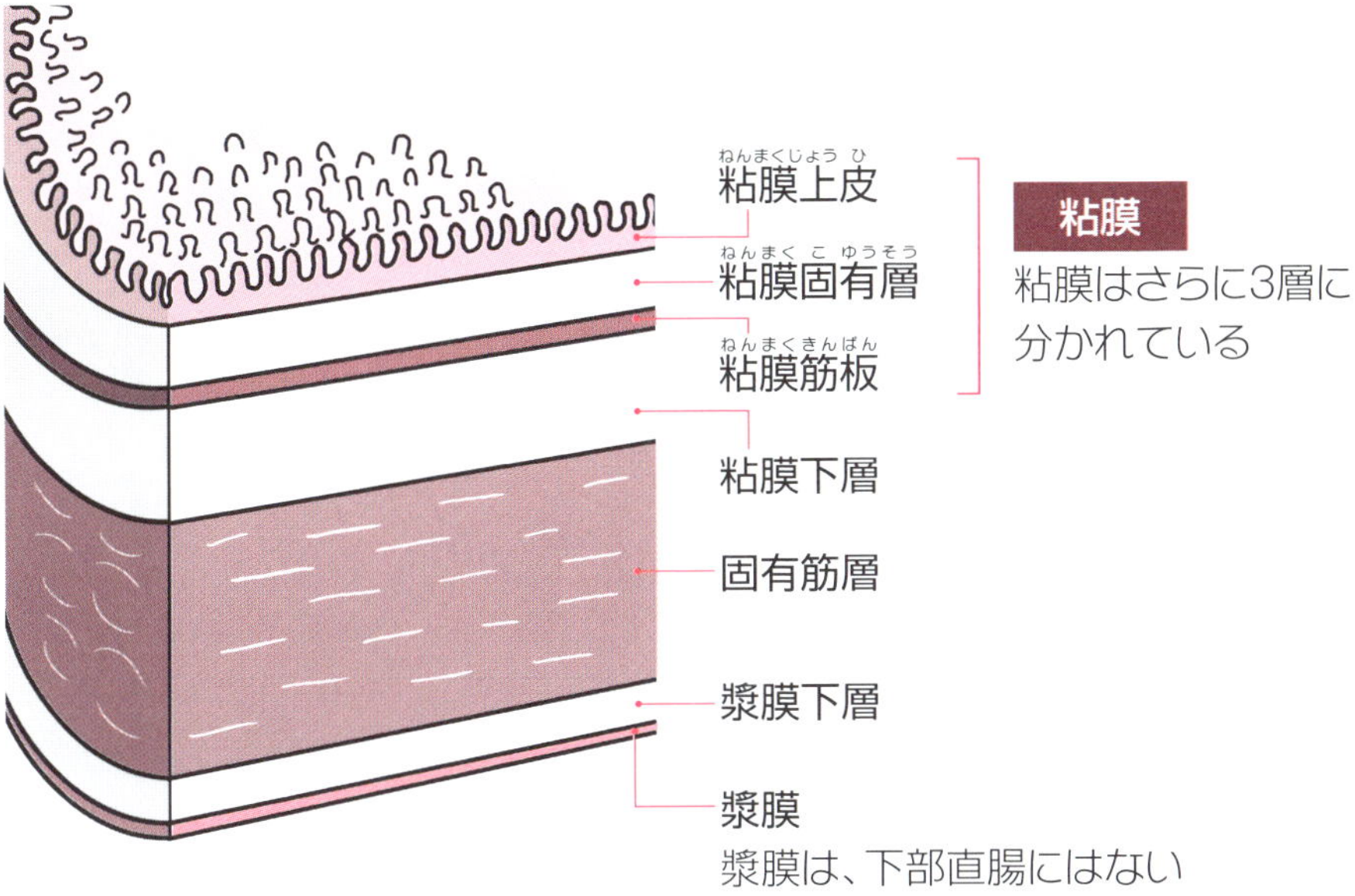

胃がん・大腸がんの進み方

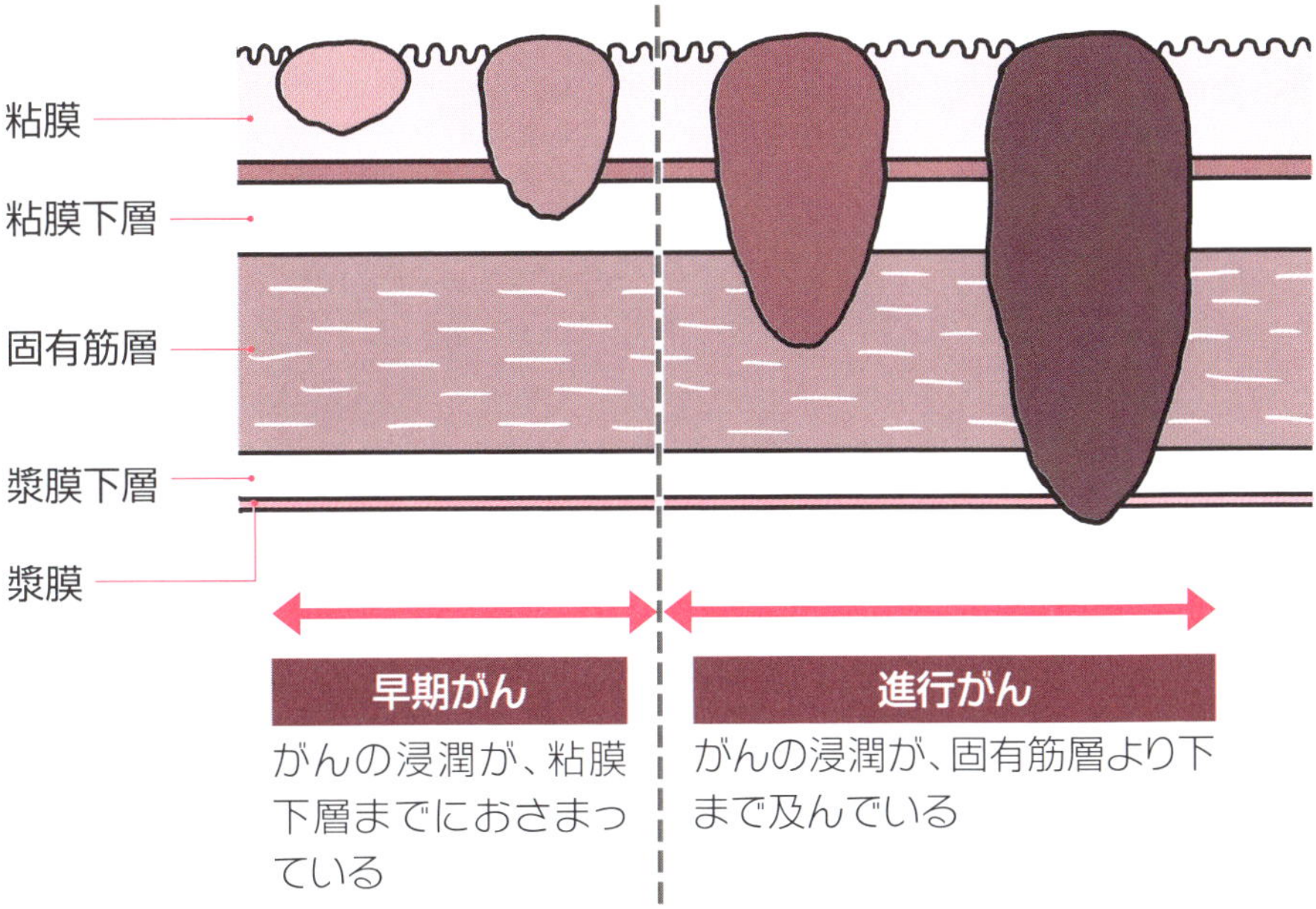

基礎知識
胃がん

胃がんとはどんな病気か①

胃のしくみと主な働き

胃は消化吸収に欠かせない臓器です。食べたものは胃の上部にある**噴門**《ふんもん》から胃に入り、一時的に蓄えられます。胃の中に食べものが入ると胃底部から胃液が分泌され、食べものと混ぜ合わされます。そして、ドロドロになった食べものは、少しずつ**幽門**《ゆうもん》から十二指腸へと送られていきます。

胃がんが発生しやすい場所

胃は、内側の小さなカーブと外側の大きなカーブをそれぞれ3等分した点を結ぶ線で3つに分けられ、上から**上部**（胃底部《いていぶ》）、**中部**（胃体部《いたいぶ》）、**下部**（幽門前庭部《ゆうもんぜんていぶ》）と呼ばれます。日本人の場合、胃がんが発生しやすいのは、胃の中部から幽門を含めた下部です。

がんの治療法は進行度（18ページ参照）やがんのタイプ（分化型か未分化型か）などを考慮して決められますが、胃がんの場合、がんができた部位も大切なポイント。がんが中部～下部にできた場合は胃をある程度残すことができますが、噴門の近くにできた場合は、胃を全摘出しなければならないことが多くなっています。

ここが大事!!

●胃がんと胃炎、胃潰瘍の違い

胃炎とは、胃の粘膜がただれた状態です。ストレスやお酒、感染症などが原因で起こり、長く続くものを慢性胃炎といいます。胃潰瘍《いかいよう》は、胃酸によって胃の粘膜が傷つくもの。ストレスなどのほか、ピロリ菌も原因のひとつと考えられています。胃の粘膜の異常である胃炎や胃潰瘍に対して、胃がんは、がん化した細胞が増殖する病気。慢性胃炎は胃がんのきっかけになる可能性がありますが、本来は違う病気です。

■胃のしくみと働き■

胃の主な働き①
食べものを一時的に蓄え、胃液と混ぜ合わせて十二指腸へ送る

胃の主な働き②
タンパク質や脂肪の一部を分解する

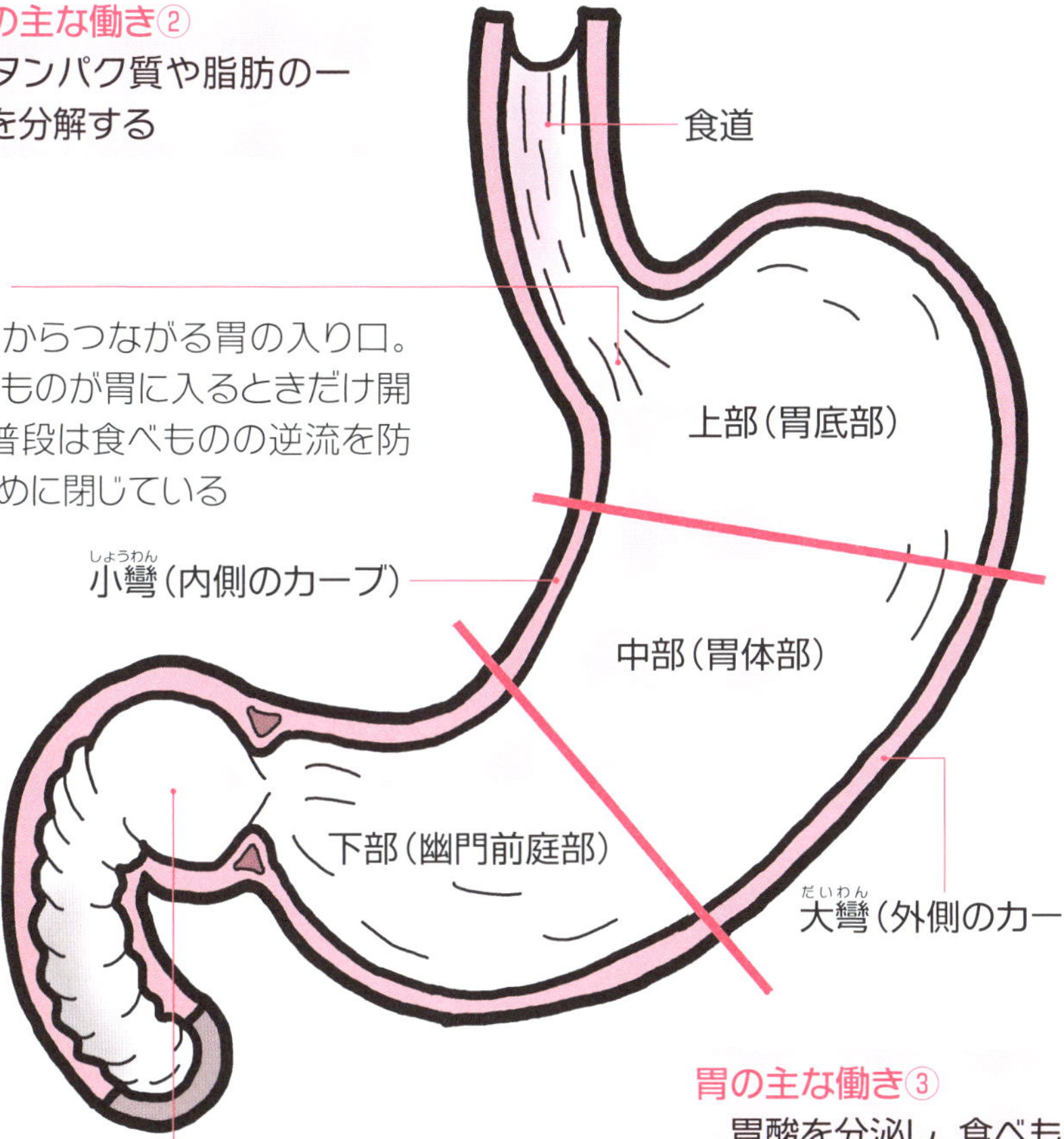

噴門
食道からつながる胃の入り口。食べものが胃に入るときだけ開き、普段は食べものの逆流を防ぐために閉じている

胃の主な働き③
胃酸を分泌し、食べものといっしょに入ってきた細菌などを殺菌する

幽門
十二指腸へつながる胃の出口。幽門括約筋の働きによって、胃から十二指腸へ、少しずつ食べものを送り出す

胃がんとはどんな病気か②

胃がんのいろいろな症状

胃がんの場合、初期にはこれといった自覚症状がありません。実際には、早期がんが見つかった半数程度の人が胃のもたれや不快感、胸やけ、みぞおちの違和感などを覚えているのですが、症状が軽いため深刻に受けとめないことが多いのです。胃がんがさらに進行すると、胃の働きが悪くなるため、食欲不振、嘔吐、体重の減少などが起こります。がんが噴門の近くにある場合は、食べたものがつかえる感じなどの症状が現れます。

形態による胃がんの分類

胃がんの分類法のひとつに、がんの形態による方法があります。早期がんが0型、進行がんが1～5型の6種類に分類され、早期がんはさらにⅠ～Ⅲの3種類に分けられます。また、1～2型は、がんと正常な細胞の境界がはっきりしている「**限局タイプ**」、3～4型は境界がはっきりしない「**浸潤タイプ**」と呼ばれています。限局タイプには進行が遅い分化型（12ページ参照）、浸潤タイプには進行が速い未分化型のがんが多くなっています。

ここが大事!!

●進行が速いスキルス胃がん

4型に分類される浸潤タイプのがんの中には、粘膜の表面にはあまり現れず、胃壁の中で増殖していく特殊なものがあります。これを「スキルス胃がん」といい、進行すると、胃壁が厚く、かたくなっていきます。検査をしても早期発見が難しいため、病気がわかったときにはかなり進行してしまっていることも少なくありません。スキルス胃がんは進行が速く、胃壁を破って腹膜へ転移するケースも多く見られます。

■胃がんの種類（形態による分類）■

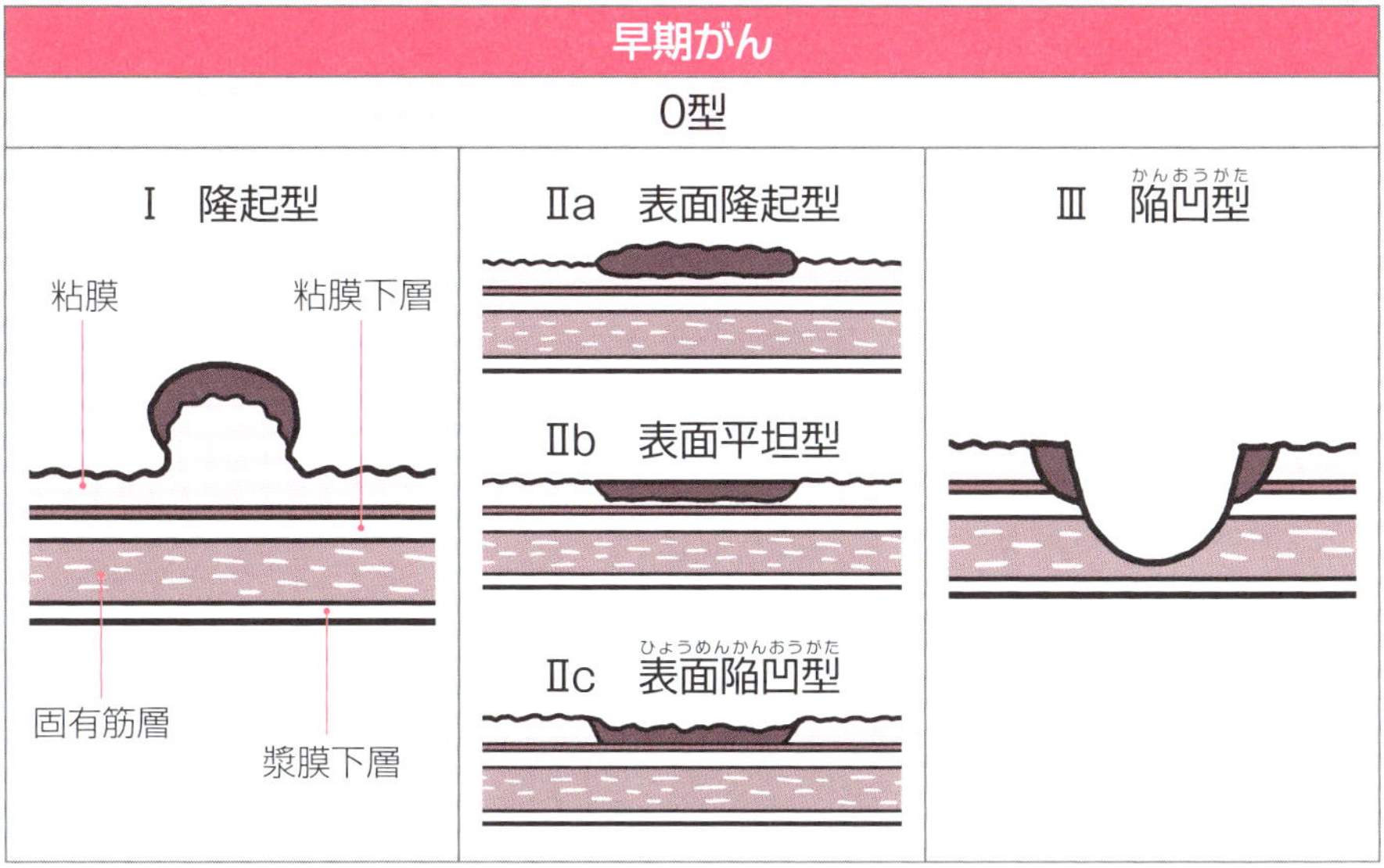

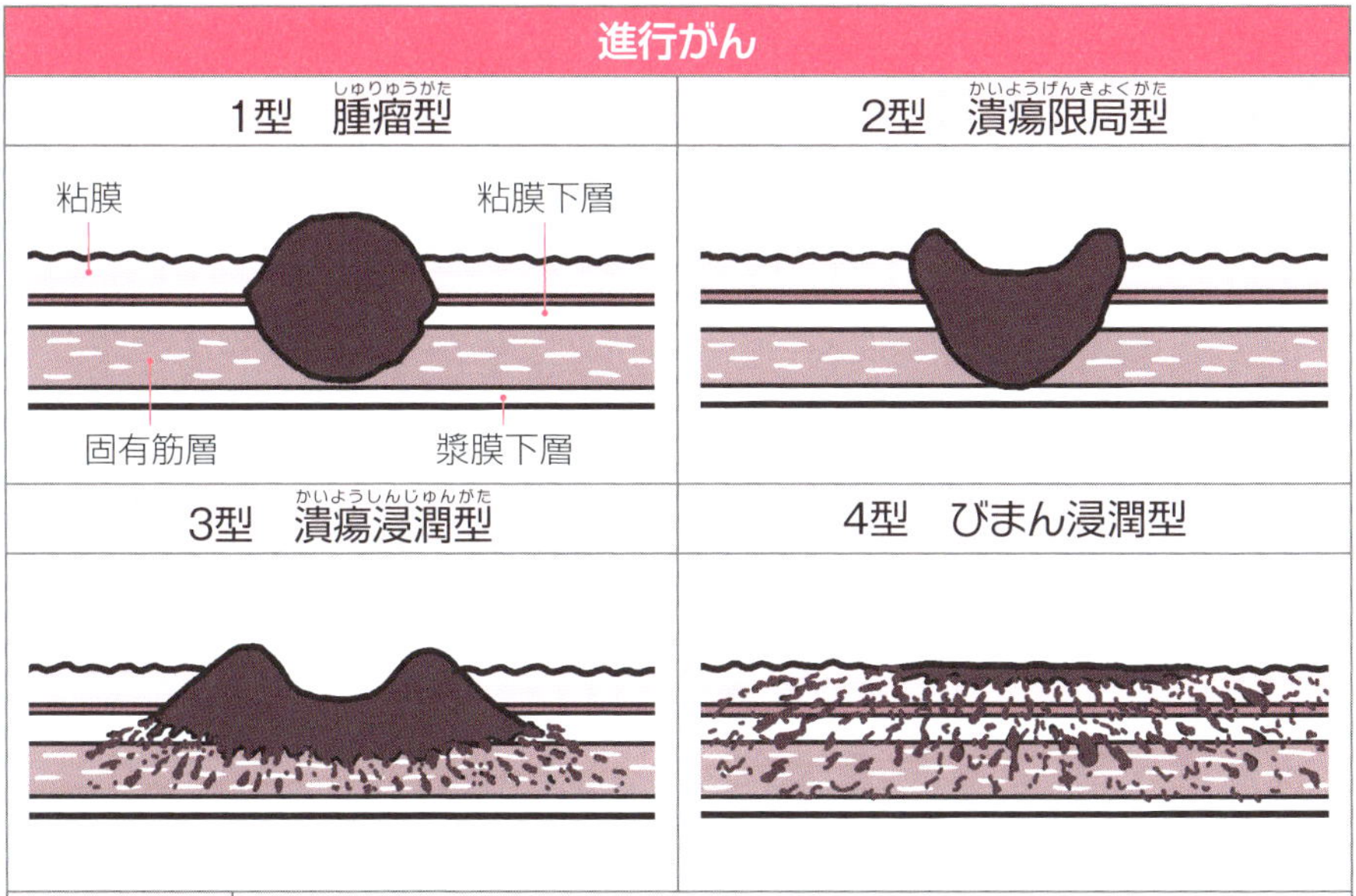

限局型	がんと正常な細胞の境界がはっきりしている。
浸潤型	がんと正常な細胞の境界がはっきりしていない。
5型	1～4のどのタイプにも分類できないもの

胃がんの進行度

胃がんの進行度を決める3つの要素

胃がんの進行度は、次の3点を調べて総合的に判断されます。1つめが、がんの深さ（**深達度**《しんたつど》）。粘膜に発生したがんが、胃壁のどのあたりまで食い込んでいるか（13ページ参照）。2つめが、リンパ節転移の有無とその範囲。がん細胞がリンパ管に入り込むと転移の可能性が出てくるため、胃の近くのリンパ節（**領域リンパ節**）に転移が見られるかどうか。3つめが、他の臓器への転移（**遠隔転移**）の有無。リンパ管や血管を経由して、胃以外の臓器にがんが転移していないか、腹腔に転移（**播種**）していないかを調べます。

進行度は8段階で表される

がんの進行度は、「**病期**（**ステージ**）」で表されます。病期はⅠ～Ⅳ期に大きく分けられており、さらにⅠ・Ⅱ期はそれぞれ2段階に、Ⅲ期は3段階に分類されています。全部で8段階の病期のうち、「ⅠA期」がもっとも早期のがん、「Ⅳ期」がもっとも進行したがんです。治療方針は、病期に応じた「**標準治療**」をベースに、患者さんの体調や年齢なども考え合わせて決められます。

ここが大事!!

●がんの「標準治療」とは

がんには、「標準治療」と呼ばれる治療法があります。標準治療とは、大規模な臨床試験によって「現時点で効果と安全性がもっとも高い」と判断された治療法のこと。胃がんに関しても、病期に応じた治療法が示されています。ただし、標準治療はあくまで原則を示したものであり、すべての人にそのまま適用できるわけではありません。患者さんの状態などに合わせて、標準治療以外の治療を行うこともあります。

■胃がんの進行度を表す病期（TNM分類）■

T=がんの深さを表す　N=リンパ節転移の有無とその範囲を表す
M=他の臓器への転移の有無を表す

がんの深さ	リンパ節・多臓器への転移				
	N0 リンパ節転移がない	N1 胃の領域リンパ節（※）に1～2個の転移がある	N2 胃の領域リンパ節（※）に3～6個の転移がある	N3 胃の領域リンパ節（※）に7個以上の転移がある	M1 胃の領域リンパ節以外のリンパ節にも転移している
T1a 粘膜にとどまっている	IA期	IB期	ⅡA期	ⅡB期	
T1b 粘膜下層にとどまっている					
T2 固有筋層に達している	IB期	ⅡA期	ⅡB期	ⅢA期	
T3 漿膜下層に達している	ⅡA期	ⅡB期	ⅢA期	ⅢB期	
T4a 漿膜を超え、がんが胃の表面に出ている	ⅡB期	ⅢA期	ⅢB期	ⅢC期	
T4b 他の臓器にもがんが浸潤している	ⅢB期	ⅢB期	ⅢC期	ⅢC期	
M1 胃の領域リンパ節以外のリンパ節にも転移している					Ⅳ期

※**胃の領域リンパ節**：胃の近くにあり、胃がんが転移しやすい13領域のリンパ節のこと

胃がんの病期と治療の進め方

治療法決定までの流れ

胃がんが疑われる場合、まずは内視鏡で胃粘膜の組織をとり、病理診断（顕微鏡的検査）を行って胃がんであることを確定します。バリウム検査、CT、超音波などを用いた検査でがんの位置や深さ、広がり、リンパ節や他臓器への転移の有無などを調べ、病期を診断。病期に応じた標準治療（21ページ参照）をベースに、患者さんの年齢や体調、本人や家族の希望などもとり入れて治療方針を決定します。

病期に合わせて手術や化学療法を行う

胃がんの治療の基本は、病変部を切除すること。切除する範囲や方法は病期やがんの部位などによって異なります。病期がⅠA期ならがんだけを切除する手術が可能なこともありますが、ⅠB～Ⅲ期では胃の一部または全部を切除します。切除した胃やリンパ節の顕微鏡検査で病期を確定し、化学療法の必要性を判断します。Ⅳ期では、患者さんの症状や体調に合わせて、手術や化学療法、がんの痛みをやわらげる緩和ケアなどが選択されます。

ここが大事!!

●浸潤と転移の違い

「浸潤」とは、がんが接している組織に広がっていくこと。最初にがんが発生した臓器にとどまらず、がんが進行すると、となり合った臓器などにまで浸潤していきます。これに対して「転移」とは、最初にがんが発生した臓器とは離れたところで、がんが増殖すること。がん細胞が血管やリンパ管に入り込むことによって起こり、胃がんの場合は、肝臓や肺への転移が多く見られます。

■病期による基本的な治療法■

<table>
<tr><th></th><th>N0
リンパ節転移がない</th><th>N1
胃の領域リンパ節(※)に1~2個の転移がある</th><th>N2
胃の領域リンパ節(※)に3~6個の転移がある</th><th>N3
胃の領域リンパ節(※)に7個以上の転移がある</th></tr>
<tr><td>T1a
粘膜にとどまっている</td><td>IA期
内視鏡治療または定型手術</td><td rowspan="2">IB期
定型手術</td><td rowspan="2">IIA期
定型手術</td><td rowspan="2">IIB期
定型手術</td></tr>
<tr><td>T1b
粘膜下層にとどまっている</td><td>IA期
定型手術</td></tr>
<tr><td>T2
固有筋層に達している</td><td>IB期
定型手術</td><td>IIA期
定型手術、術後に化学療法</td><td>IIB期
定型手術、術後に化学療法</td><td>IIIA期
定型手術、術後に化学療法</td></tr>
<tr><td>T3
漿膜下層に達している</td><td>IIA期
定型手術</td><td>IIB期
定型手術、術後に化学療法</td><td>IIIA期
定型手術、術後に化学療法</td><td>IIIB期
定型手術、術後に化学療法</td></tr>
<tr><td>T4a
漿膜を超え、がんが胃の表面に出ている</td><td>IIB期
定型手術、術後に化学療法</td><td>IIIA期
定型手術、術後に化学療法</td><td>IIIB期
定型手術、術後に化学療法</td><td rowspan="2">IIIC期
定型手術、術後に化学療法</td></tr>
<tr><td>T4b
他の臓器にもがんが広がっている</td><td colspan="2">IIIB期
胃とがんの浸潤が見られる臓器、転移の可能性があるリンパ節を切除。術後に化学療法</td><td>IIIC期
定型手術、術後に化学療法</td></tr>
<tr><td>M1
胃の領域リンパ節以外のリンパ節や、胃から離れた臓器に転移している</td><td colspan="4">IV期
症状に応じて、化学療法、放射線療法、手術療法、痛みなどの対症療法</td></tr>
</table>

※**定型手術**：胃の2/3以上とリンパ節をすべて切除する手術（23ページ参照）
※**胃の領域リンパ節**：胃の近くにあり、胃がんが転移しやすい13領域のリンパ節のこと

胃がんの手術療法①

切除範囲によって3種類に分けられる

胃がんの手術は、**「定型手術」「縮小手術」「拡大手術」**の3種類に分けられます。定型手術は、主にⅠB～Ⅲ期の胃がんに行われるもの。病巣が胃の下部であれば幽門側の2/3～4/5、上部であれば胃全部と領域リンパ節を切除します。縮小手術は、がんが粘膜下層より浅いところにとどまっており、リンパ節への転移の可能性が低い場合に行われるもの。定型手術にくらべて胃、リンパ節の切除範囲がせまくなります。拡大手術は、他臓器への浸潤や胃から離れたリンパ節への転移がある場合に行われるもの。胃と領域リンパ節に加えて、がんが浸潤している臓器の一部または全部や、転移が見られるリンパ節などを切除します。

胃の切除と同時に再建が行われる

胃の切除と同時に、食物の通り道を確保する**「再建」**も行われます。切除した部位によって再建法は異なりますが、胃の一部が残っている場合は胃と十二指腸をつなぐビルロートⅠ法、胃を全摘出した場合は食道と小腸をつなぐルーワイ法が一般的です。

ここが大事!!

●手術のさまざまな手法

胃がんの手術にはいくつかの手法があり、病期やがんの部位などに合わせて手術法が決められます。もっとも多いのが、幽門を含めて胃の出口側を切除する「幽門側胃切除術」。がんが胃の上部にある場合は、噴門を含めて胃の入り口側を切除する「噴門側胃切除術」または、胃をすべてとり除く「胃全摘術」が行われます。胃全摘術は、がんが大きく広がっていたり、複数のがんがあったりする場合にも適応されます。

■胃がんの手術の種類■

名称	対象となる病期	手術の方法
定型手術	IB～Ⅲ期 （他臓器への浸潤が見られないもの）	・胃を2/3以上切除する ・すべての領域リンパ節を、周囲の脂肪組織ごと切除する
縮小手術	IA期 （内視鏡治療ではとりきれないもの）	・定型手術より縮小した切除範囲と縮小したリンパ節を切除する
拡大手術	ⅢB～ⅢC期 （多臓器への浸潤が見られるもの）	・定型手術に加え、さらに広い範囲のリンパ節を切除する ・がんの浸潤がみられる他臓器（膵・脾・結腸など）の一部あるいは全部を切除する

■再建■

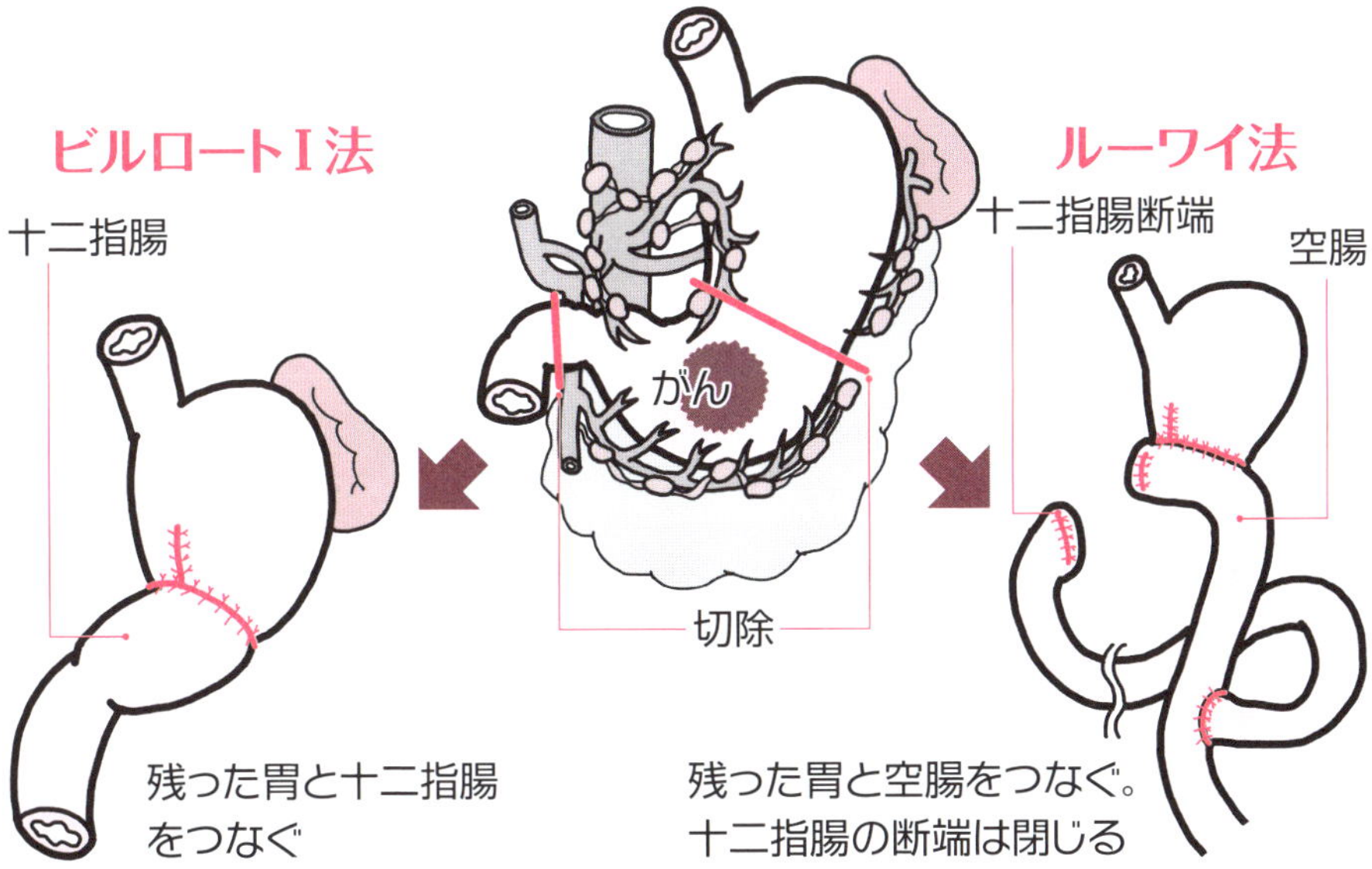

残った胃と空腸をつなぐ。
十二指腸の断端は閉じる

胃がんの手術療法②

腹腔鏡による外科手術

腹腔鏡手術《ふくくうきょうしゅじゅつ》は、腹部に開けた穴から体内に器具を入れて行う手術法。胃がんの場合、縮小手術が可能なＩＡ期のがんが対象となります。腹腔鏡手術では、腹部に直径5～10ミリ程度の穴を数カ所開け、それぞれに「トロッカー」という筒状の器具を挿入します。トロッカーを通して映像を映し出す腹腔鏡やメスなどの器具を入れ、モニターの映像を見ながら開腹手術と同様の手術をします。トロッカーを入れる穴に加え、切除した組織をとり出すために４㎝ほど腹部を切開する場合もあります。

治療件数が増えている腹腔鏡手術

腹腔鏡手術の特長は、皮膚や筋肉を大きく切開しないため、痛みや出血が少なく、手術後の回復も早く、体に大きな創《きず》が残らないことです。ここ数年、治療件数も増え、治療効果も確認されています。ただし、手術には高い技術と経験が求められので、腹腔鏡手術を希望する場合は、日本内視鏡外科学会による腹腔鏡手術の技術認定医のいる病院や、実施件数が多い病院を選ぶと安心です。

ここが大事!!

●内視鏡治療と腹腔鏡手術の違い

のどから挿入する内視鏡は、胃の内側からがんを切除するもの。体に創は残りませんが、胃壁の奥まで浸潤したがんやリンパ節を切除することはできません。そのため、がんが粘膜内にとどまり、リンパ節に転移がない場合にだけ行われます。腹腔鏡手術の場合は体に数カ所の小さな創が残りますが、臓器の外側からの治療が可能。開腹手術と同様に、胃そのものの切除やリンパ節郭清も行うことができます。

腹腔鏡手術の方法

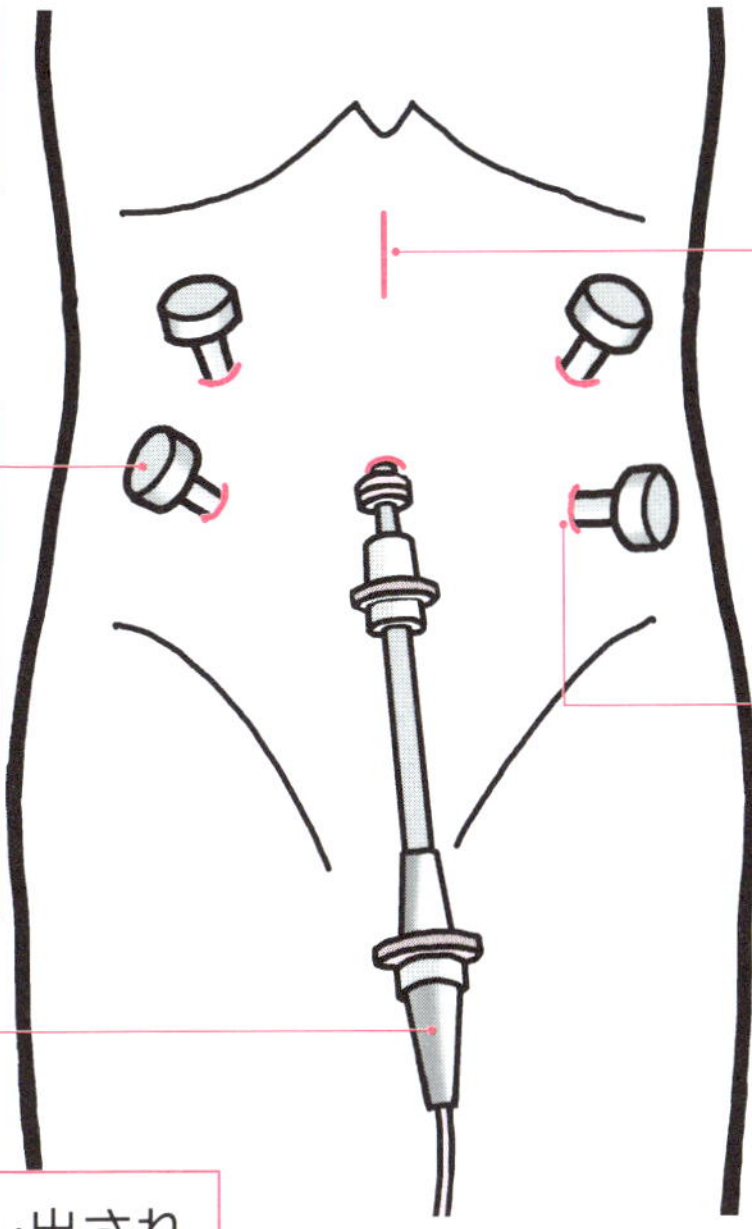
腹部に5～6カ所の穴を開ける
切除した組織をとり出すために、小さく（長さ4cm程度）切開する場合もある
穴にトロッカー（筒状の器具）を挿入し、ポートを通して腹腔鏡や電子メス、鉗子などを体内に入れる
それぞれの穴は直径5～10mm程度
腹腔鏡の映像が映し出されるモニターを見ながら、メスなどの器具を操作する

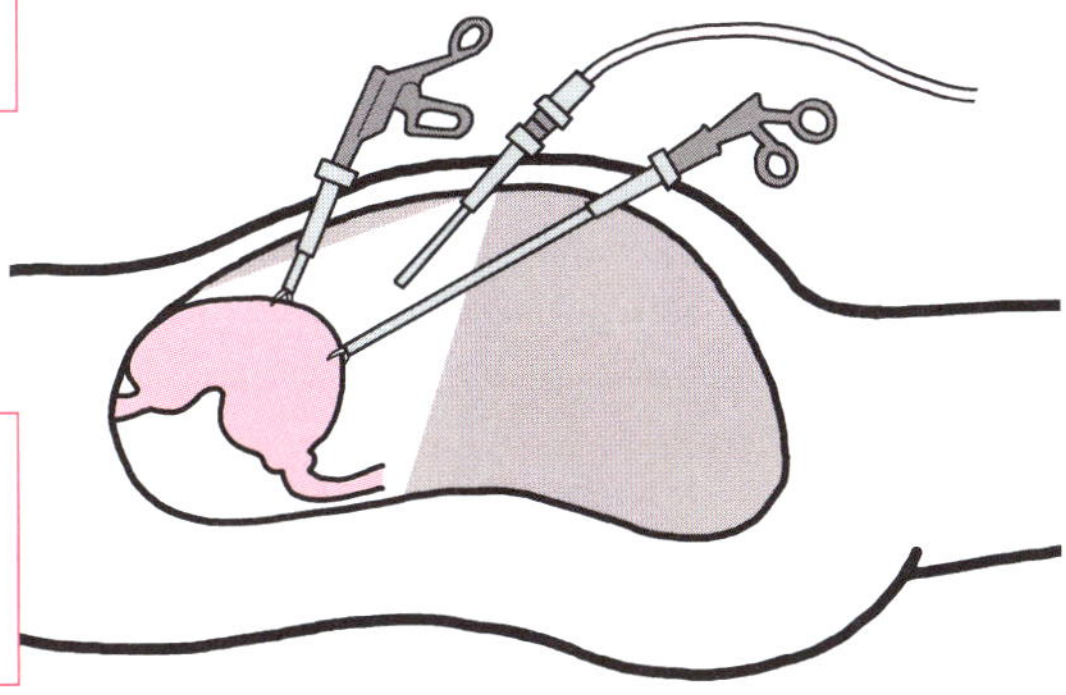
腹部に二酸化炭素を入れ、ふくらませた状態で手術を行う

腹腔鏡手術のメリット

- 創あとが小さく、手術中の出血が少ない
- 手術後の痛みが少ない
- 手術後の回復が早い

腹腔鏡手術のデメリット

- 手術時間が長くなることがある
- 医師に高い技術が求められる

大腸がんとはどんな病気か①

大腸のしくみと主な働き

胃から十二指腸《じゅうにしちょう》へ送られた食べものは小腸で分解され、栄養素が吸収されます。そして、大腸で水分と一部の栄養素の吸収が行われ、固形の便となります。大腸は、盲腸《もうちょう》、結腸《けっちょう》、直腸《ちょくちょう》の3つの部分に大きく分けられ、結腸はさらに上行結腸《じょうこうけっちょう》、横行結腸《おうこうけっちょう》、下行結腸《かこうけっちょう》、S状結腸《エスじょうけっちょう》に区分されます。

大腸がんが発生しやすい場所と症状

大腸がんは、大腸にできるがんの総称。がんの部位によって治療法が異なることから、「**結腸《けっちょう》がん**（盲腸のがんも含めることが多い）」と「**直腸《ちょくちょう》がん**」の2種類に分けられることもあります。大腸がんが多く見られるのは、直腸やS状結腸など、肛門に近い部分です。初期に自覚症状が出ることはほとんどなく、ある程度進行してから血便や便秘、下痢、便が細くなるなどの便通異常が生じます。ただし、盲腸、上行結腸、横行結腸のがんの場合は、肛門から離れているため便に異常が現れにくいことも。腹部のしこりや慢性的な貧血など、便通以外の体調の変化が発見のきっかけになることもあります。

ここが大事!!

●痔などが原因の出血もある

大腸がんに似た症状を引き起こす病気には、痔、潰瘍性大腸炎、クローン病などがあります。なかでも、もっとも多いのが痔です。裂肛（切れ痔）、痔核（いぼ痔）、肛門周囲膿瘍、痔瘻などの種類があり、いずれも便に血や膿が混ざることがあります。血便などが見られたときは原因を自己判断せず、早めに受診しましょう。痔だと思って放置しておいたために、大腸がんを見過ごしてしまうこともあるからです。

大腸のしくみと働き

結腸の主な働き

小腸から送られてきた食べものの水分などを吸収し、固形の便をつくる

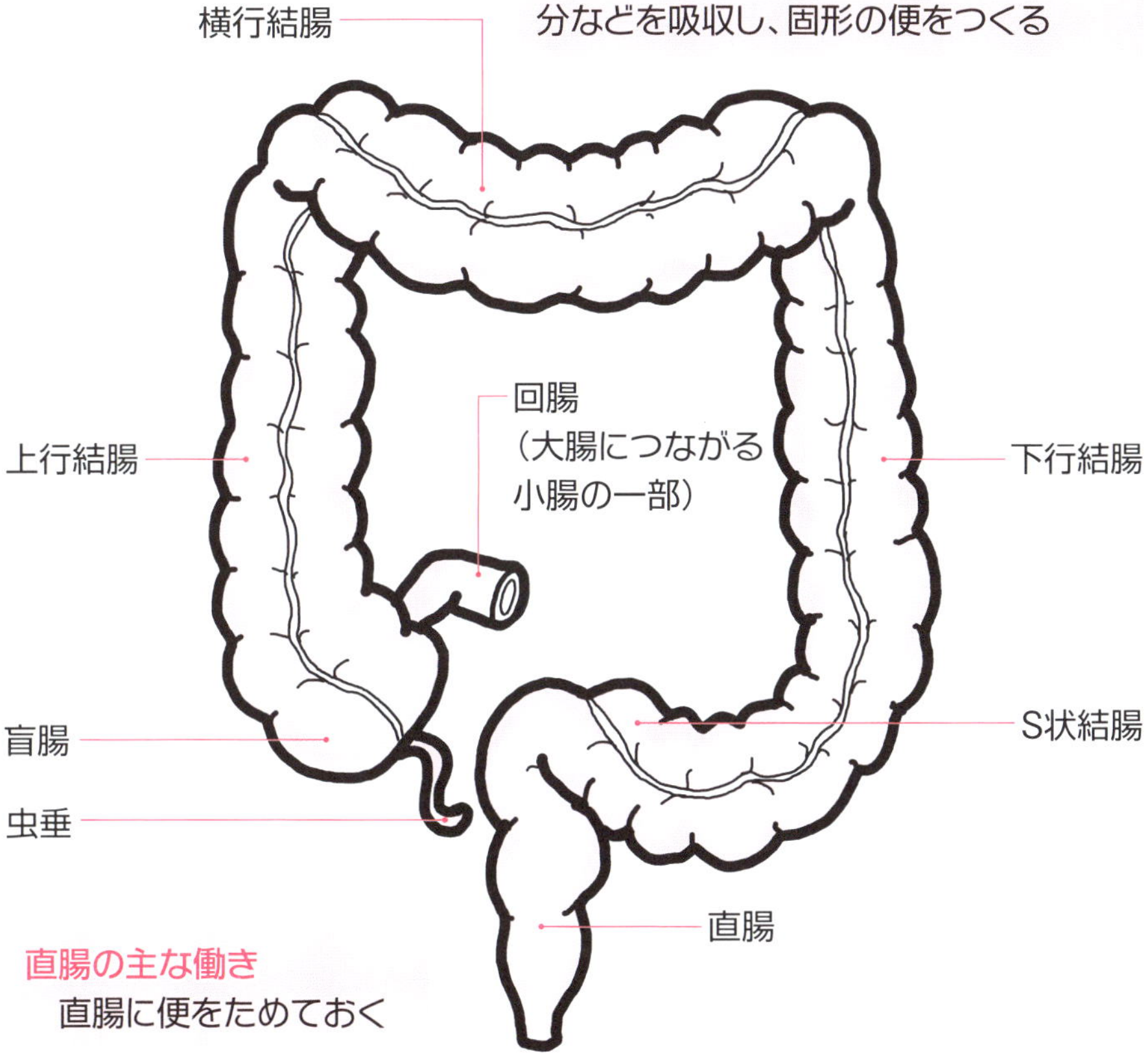

直腸の主な働き

直腸に便をためておく

直腸～S状結腸のがん

がんが進行すると、便通異常を起こすことが多い

・便秘　・下痢　・腹部の張り
・血便（便に血液がつく）
・粘血便
（便に血液や粘液が混ざる）
・便が細くなる　・残便感　など

盲腸、上行結腸、横行結腸のがん

がんが進行しても便通異常を起こしにくい

・水分が多い状態で便が通過するため、腸管からの出血などが起こりにくい
・排泄されるまでに腸管内を長く移動するため、出血があっても便の異常に気づきにくい

大腸がんとはどんな病気か②

大腸がんの発生のしかた

大腸がんの発生のしかたは、2種類あります。1つめが、大腸の粘膜にできたポリープから発生するタイプです。ポリープとは、大腸の粘膜にできたいぼ状の隆起です。大腸ポリープの多くは良性の腫瘍である「**腺腫**《せんしゅ》」です。大腸腺腫は良性ですが、大きくなるとがん化することがあります。

2つめが粘膜の正常な細胞から直接がん化するタイプです。「**デノボがん**」と呼ばれます。ポリープから発生するがんにくらべて進行が速いといわれています。

形態による大腸がんの分類

胃がんと同様、大腸がんも、肉眼で見た形態によって分類することができます。早期がんは0型に分類され、そのなかで「**隆起型**」と「**表面型**」の2種類に大きく分類されます。

進行がんは1～5型に区分され、「隆起腫瘤型」(1型)・「潰瘍限局型」(2型)・「潰瘍浸潤型」(3型)・「びまん浸潤型」(4型)・「1～4にあてはまらないもの」(5型)に分類されます。

ここが大事!!

●ポリープの予防的切除

大腸はポリープができやすい臓器。そのため、検査をすると、多くの人にポリープが見つかります。すべてのポリープががんになるわけではありませんが、大腸がんを予防するため、大腸内視鏡検査時にポリープが見つかると、その場で切除することがあります。切除の対象になるのは、5ミリ以上のもの。これは、腺腫のなかでも1㎝以上の大きなものががんになる確率が高いことがわかっているためです。

大腸がんの発生経路

ポリープから発生するがん	デノボがん
粘膜にできたポリープの一部ががん化する 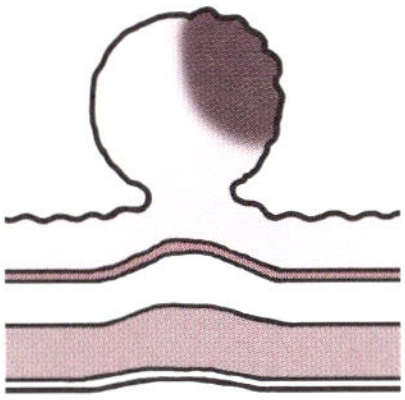	粘膜の正常な細胞に、直接がんが発生する 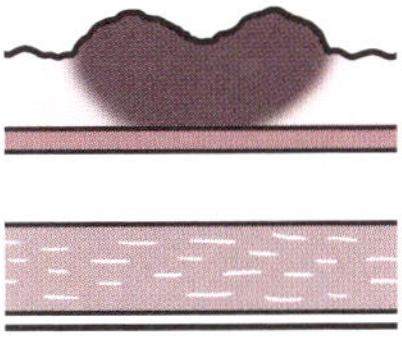

大腸がんの形態による分類

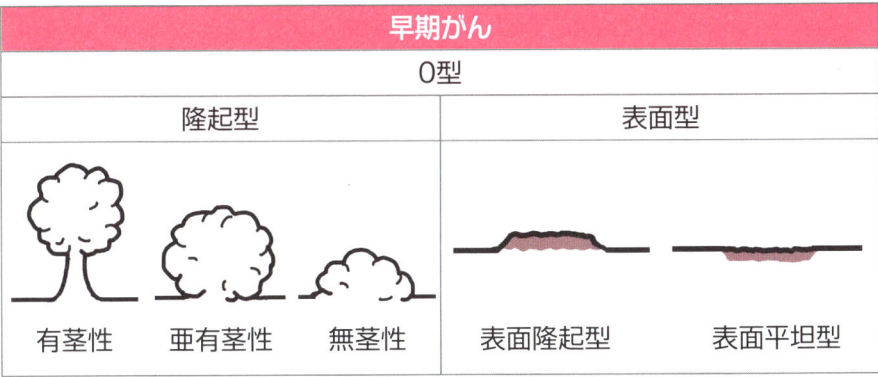

早期がん

0型

隆起型	表面型
 有茎性　亜有茎性　無茎性	 表面隆起型　表面平坦型

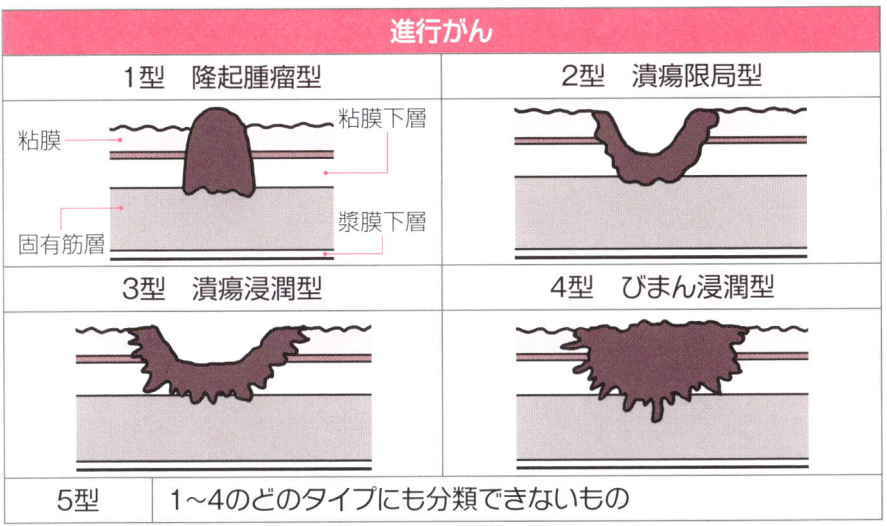

進行がん

1型　隆起腫瘤型	2型　潰瘍限局型
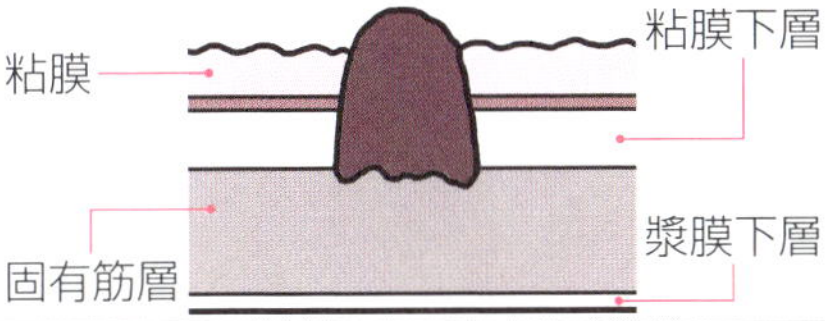	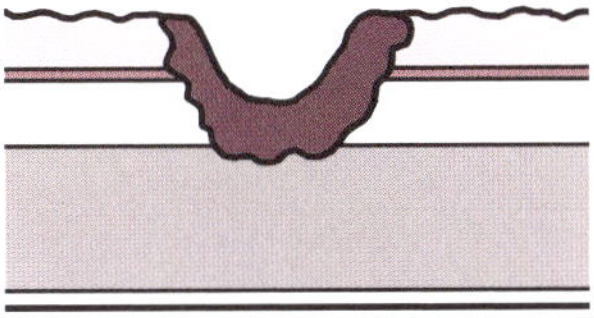
3型　潰瘍浸潤型	4型　びまん浸潤型
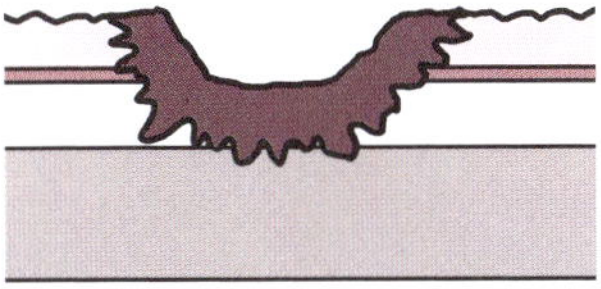	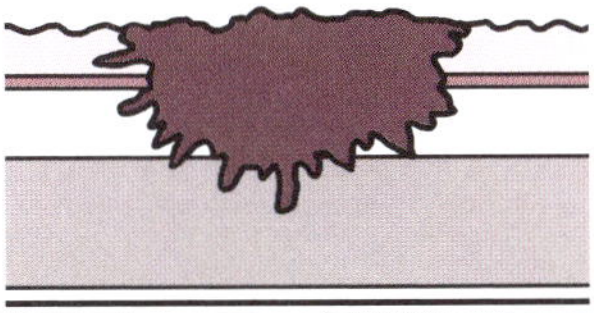
5型	1～4のどのタイプにも分類できないもの

大腸がんの進行度

大腸がんの進行度を決める3つの要素

胃がんと同様、大腸がんの進行度も、がんの深さ（深達度）、リンパ節への転移の有無とその範囲、他の臓器への転移の有無の3点から判断されます。病期の分類法にはいくつかの種類がありますが、日本でもっともよく使われるのが**「大腸癌取扱い規約」**に基づくものです。このほか、胃がんの病期の判定によく使われている「TNM分類」（19ページ参照）や、進行度をA～Dの4段階に分ける「デュークス分類」などが用いられることもあります。

進行度は6段階で表される

「大腸癌取扱い規約」に基づく分類法では、病期が0～Ⅳ期に分けられ、さらにⅢ期は2段階に分類されています。病期を判断する要素はTNM分類と同じですが、リンパ節への転移に関するとらえ方に違いがあります。また、下部直腸には漿膜がないため、下部直腸とその他の部分（盲腸、結腸、上部直腸）では、がんの深さを表す分類法が異なります。各種の要素から病期が判断されると、標準治療（33ページ参照）をベースに治療方針が決められます。

ここが大事!!

●その他の病期の分類法

胃がんの病期の分類にも使われている「TNM分類」は、「国際対がん連合」が作成したもの。大腸がんや胃がんに限らず、すべてのがんに適用される分類法です。「デュークス分類」も、大腸がんの分類法として国際的に使われているものです。「大腸癌取扱い規約」に基づく分類法と同様、どちらの分類法も、がんの深さや、転移の有無をもとに、病期を分類しています。

■大腸がんの進行度を示す病期（「大腸癌取扱い規約」に基づく分類）■

<table>
<tr><th>病期</th><th>がんの深さ</th><th>転移</th></tr>
<tr><td>0</td><td>粘膜にとどまっている</td><td rowspan="3">リンパ節にも他臓器にも転移していない</td></tr>
<tr><td>Ⅰ</td><td>粘膜下層～固有筋層にとどまっている</td></tr>
<tr><td>Ⅱ</td><td>固有筋層より深部に達していたり、がんが表面に出て、他臓器まで浸潤したりしている。</td></tr>
<tr><td>ⅢA</td><td rowspan="2">考慮されない</td><td rowspan="2">リンパ節転移（※）が見られるが、他臓器には転移していない</td></tr>
<tr><td>ⅢB</td></tr>
<tr><td>Ⅳ</td><td>考慮されない</td><td>肝臓・肺など大腸から離れた臓器または腹膜への転移が見られる</td></tr>
</table>

※転移の数だけではなく、転移が見られるリンパ節の部位も考慮して、さらにⅢA、ⅢBに分類される

●大腸がんの深さの分類

浅い
↕
深い

<table>
<tr><td>M</td><td colspan="3">粘膜内にとどまっている</td></tr>
<tr><td>SM</td><td colspan="3">粘膜下層までにとどまっている</td></tr>
<tr><td>MP</td><td colspan="3">固有筋層までにとどまっている</td></tr>
<tr><td colspan="2">盲腸、結腸、上部直腸</td><td colspan="2">下部直腸</td></tr>
<tr><td>SS</td><td>固有筋層を超えているが、漿膜の表面には出ていない</td><td rowspan="2">A</td><td>固有筋層を越えているが、それより深くは浸潤していない</td></tr>
<tr><td>SE</td><td>漿膜を超え、がんが大腸の表面に出ている</td><td>固有筋層を越えて浸潤しているが、他臓器への浸潤は見られない</td></tr>
<tr><td>SI</td><td>他の臓器までがんが浸潤している</td><td>AI</td><td>他の臓器までがんが浸潤している</td></tr>
</table>

大腸がんの病期と治療の進め方

治療法決定までの流れ

便潜血反応検査などで異常が出た場合、内視鏡やバリウムを使ったX線撮影などの精密検査を行います。大腸がんの疑いがあることがわかったら内視鏡で病変部の組織をとり、病理診断（顕微鏡的検査）を行って大腸がんであることを確定します。さらに、CT、MRI、超音波、PETなどの画像検査によって転移の有無などを確認し、病期を診断します。大腸がんの場合も、病期に合わせた標準治療をベースに治療方針が決められます。

がんを切除することが治療の基本

大腸がんは、がんを完全にとり除ければ完治する可能性の高い病気です。そのため、治療の中心は、手術や内視鏡治療です。がんが0期であれば、リンパ節転移の可能性がないため、内視鏡治療が可能です。Ⅰ～Ⅲ期には腸管とリンパ節の切除が必要で、顕微鏡検査で病期を確定し再発のリスクが高い場合は化学療法も行います。Ⅳ期では可能であれば手術を行い、できない場合は化学療法や放射線療法、緩和ケアなどが治療の中心になります。

ここが大事!!

●検査時に治療が終わることも

精密検査の際、患部の拡大画像を映し出す「拡大内視鏡」を使うと、腫瘍ががんかどうか、がんがどこまで浸潤しているかなどをその場で診断することができます。そのため、内視鏡治療が可能な早期のがんであれば、病理診断の結果を待たずに切除することも増えてきました。切除した組織の病理診断を行い、がんが完全にとり切れたと確認されれば再手術などは必要ありません。

■病期による大腸がんの基本的な治療■

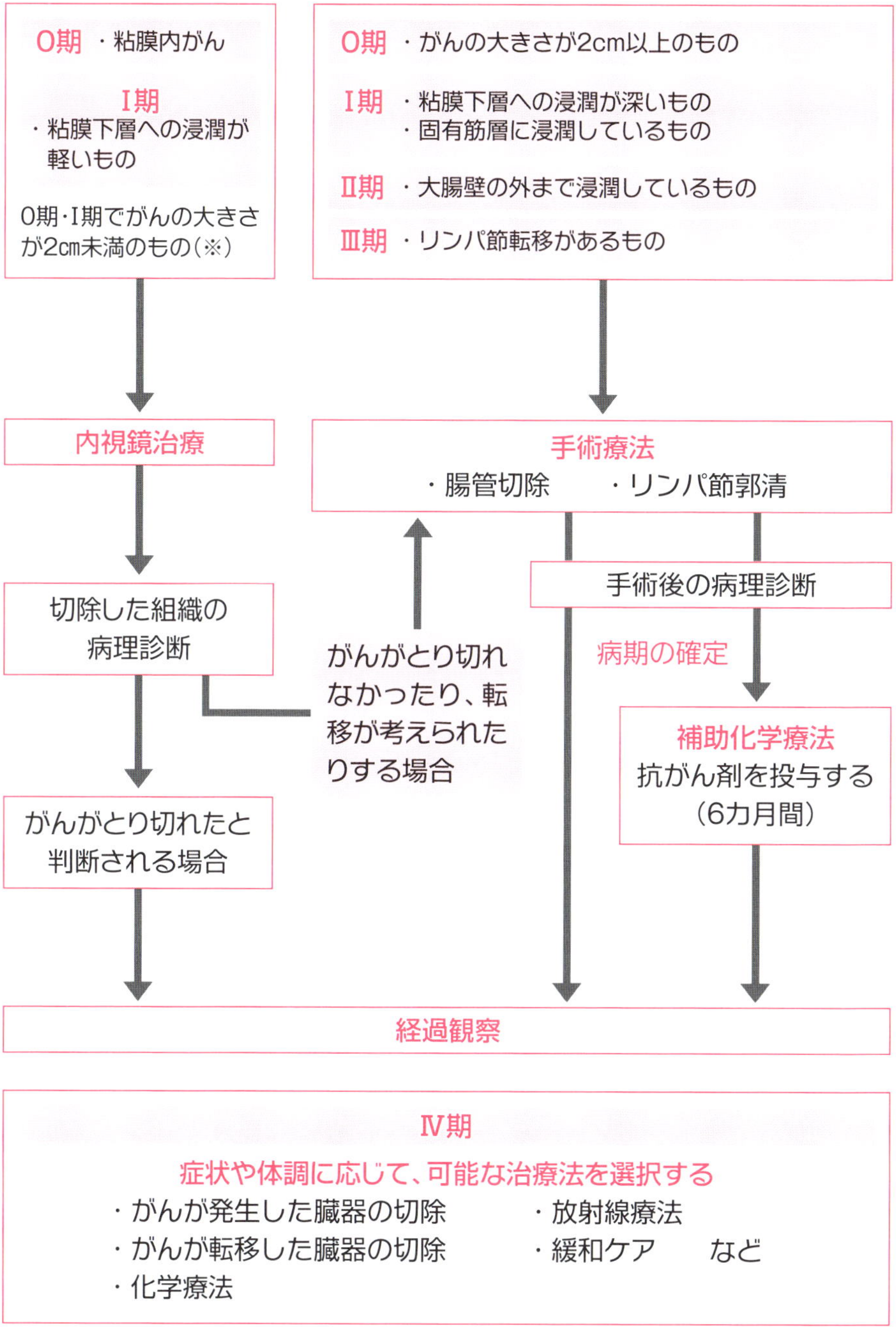

※専門施設では、がんが2cm以上でも内視鏡治療が可能なこともある

大腸がんの手術療法① 結腸がん

腸管とリンパ節の切除を行う

大腸がんが粘膜下層の浅い部分より奥まで広がっていて内視鏡治療が適さない場合は、外科手術が必要になります。

がんのある腸管と周辺のリンパ節の切除が基本ですが、がんが進行しているほど、左ページの図のようにリンパ節郭清《かくせい》を行う範囲が広くなります。

また、他臓器に転移が見られるⅣ期の場合では、転移したがんが切除可能であれば、転移先の臓器の切除も行われます。

がん周辺の腸管を切除し残った腸管をつなぐ

結腸がんの手術は、腹部を縦に15～20㎝ほど切開して行います。がんの病巣から両側にそれぞれ約10㎝ほどのところで腸管を切除し、残った腸管をつなぎ合わせます（**吻合**《ふんごう》）。同時に、病期に応じて、転移の可能性のあるリンパ節もとり除きます。

手術で腸管や腸周辺のリンパ節を切除しても、体に悪影響を及ぼすことはほとんどありません。手術は2～3時間で終了し、2週間ほどで退院することができます。

ここが大事!!

●結腸がんの腹腔鏡手術

結腸がんの腹腔鏡手術の方法やメリットは胃がんの場合と同じ（24ページ参照）です。開腹手術にくらべて傷が小さいため、術後の痛みが少なく、回復も速やかです。腹腔鏡手術が可能かどうかは、病期のほか、がんの部位や患者さんの体調などによって決まります。最近、行える施設や技術の熟練した医師が増え、徐々に進行がんにも、この治療が用いられるようになっています。

結腸がんの手術法

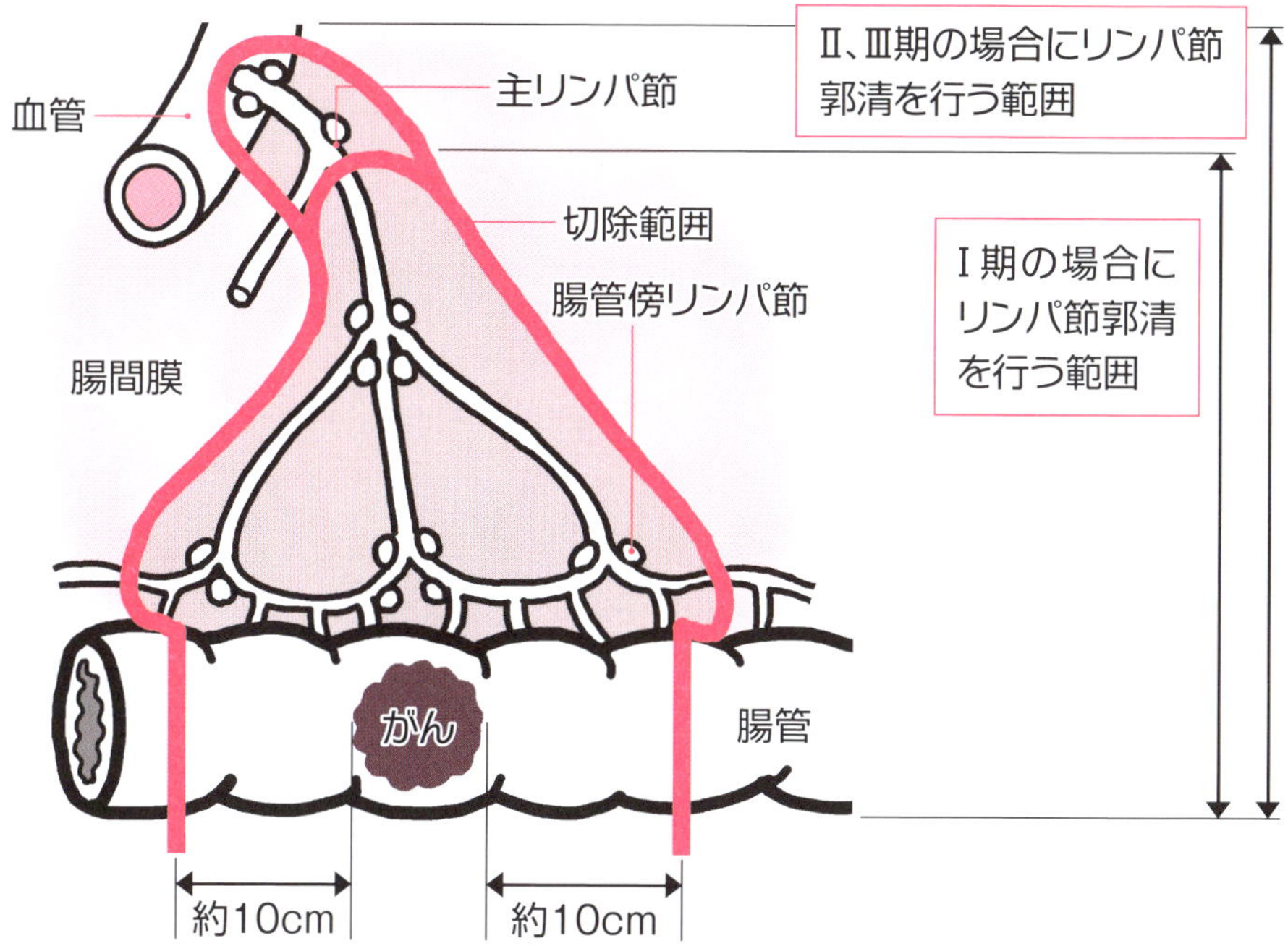

腸管を切除し、左右に残った腸管をつなぎ合わせる

腸管と腸間膜の吻合

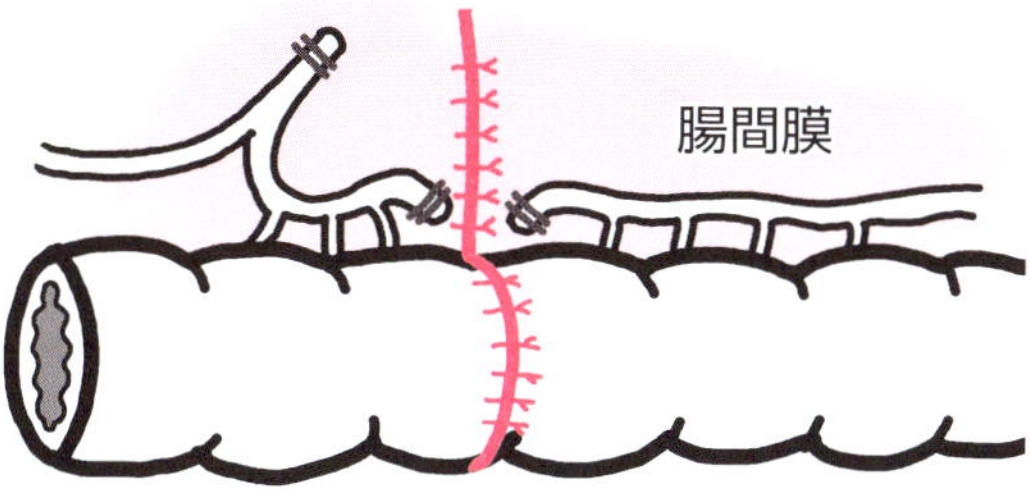

切除した腸管と腸間膜を吻合する

※内視鏡治療が適さない場合や、内視鏡治療後に追加手術が必要と判断された場合は、外科手術を行う

大腸がんの手術療法② 直腸がん

直腸がんの3つの手術法

直腸がんの一般的な手術法は「**前方切除術**」と「**直腸切断術**」です。

前方切除術は開腹し、肛門側はがんから2～3センチ、結腸側はがんから10㎝ほどのところで腸を切除し、残った腸をつなぎます。

直腸切断術はがんが肛門の近くにある場合や進行したがんに適用される方法で、直腸と肛門を切除し、人工肛門をつくります。

直腸がんが肛門近くにあり早期の場合は「**直腸局所切除術**」が用いられます。がんがある粘膜だけを切除し、リンパ節郭清は行いません。

人工肛門のつくられ方

直腸切断術と同時につくられる人工肛門は、「**永久人工肛門**」と呼ばれます。腸管を切除したあと、残った腸管の端を、腹部に開けた穴から体の表面に出します。また、肛門を切除していなくても、術後のトラブルを避けるためにがありますが、「**一時的人工肛門**」がつくられることがあります。一時的人工肛門は、必要がなくなったら閉じられ、その後は肛門からの排泄が可能になります。

ここが大事!!

●肛門を温存する手術法が増加

現在では、がんが肛門から3㎝ほど離れていればなるべく肛門を残す手術を行うようになりました。排泄機能や性機能を維持できるよう、転移がない場合は骨盤内自律神経も残すのが一般的。排便などをコントロールする肛門括約筋を残す手術法なども普及してきています。肛門を温存するかどうかは、手術後の生活や再発のリスクなどを十分に考え、主治医と相談したうえで決めましょう。

■直腸がんの手術法■

前方切除術

肛門側はがんから2～3センチ、結腸側はがんから10cmほどのところで腸を切除。転移の可能性のある周辺のリンパ節郭清も行う

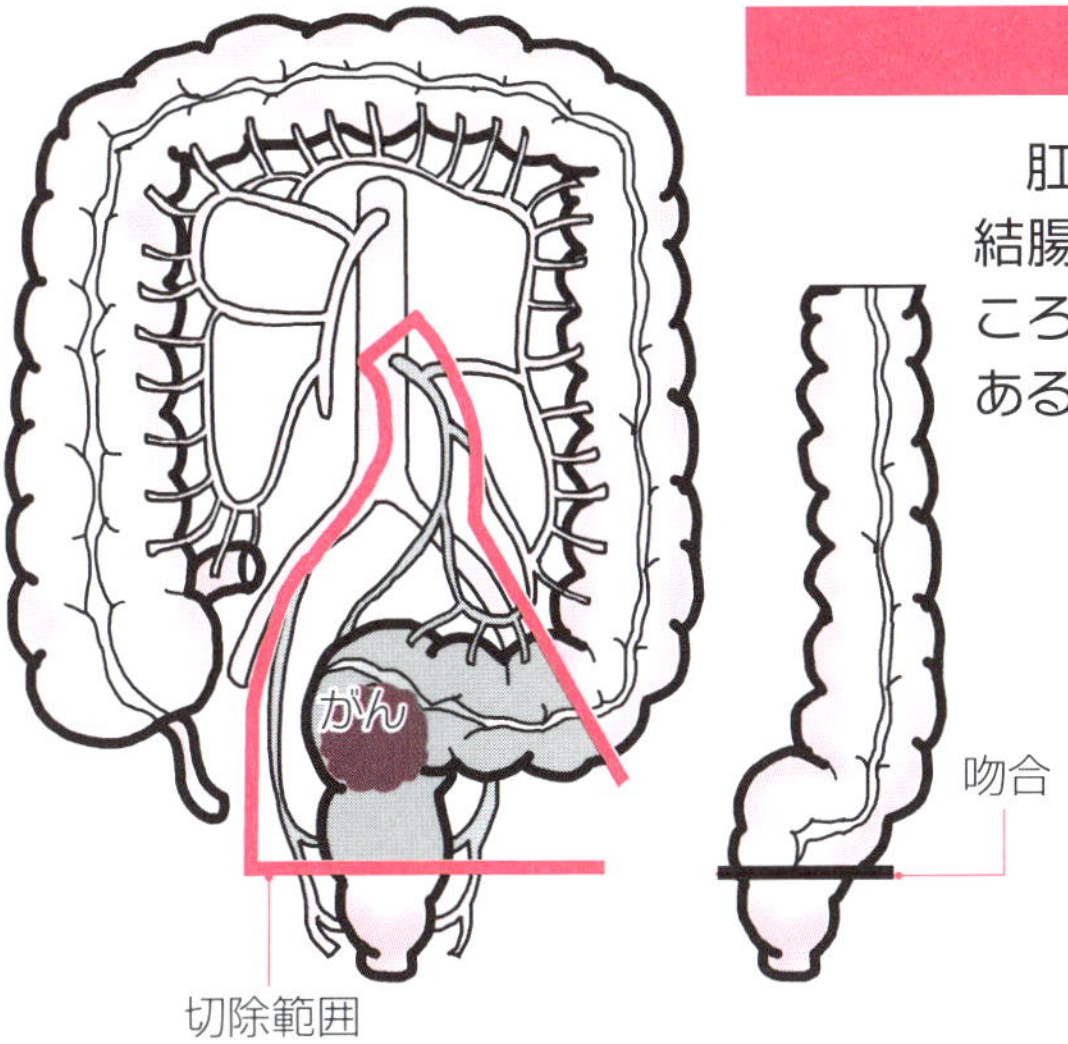

直腸切断術

がんのある直腸といっしょに肛門も切除し、人工肛門をつくる。転移の可能性のある周辺のリンパ節郭清も行う

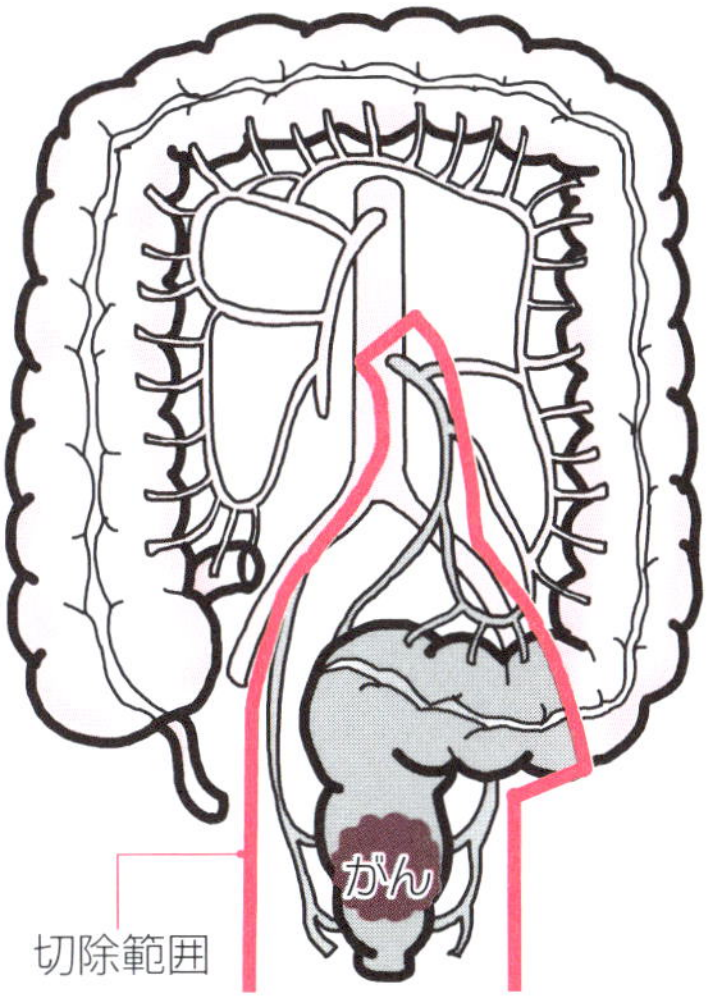

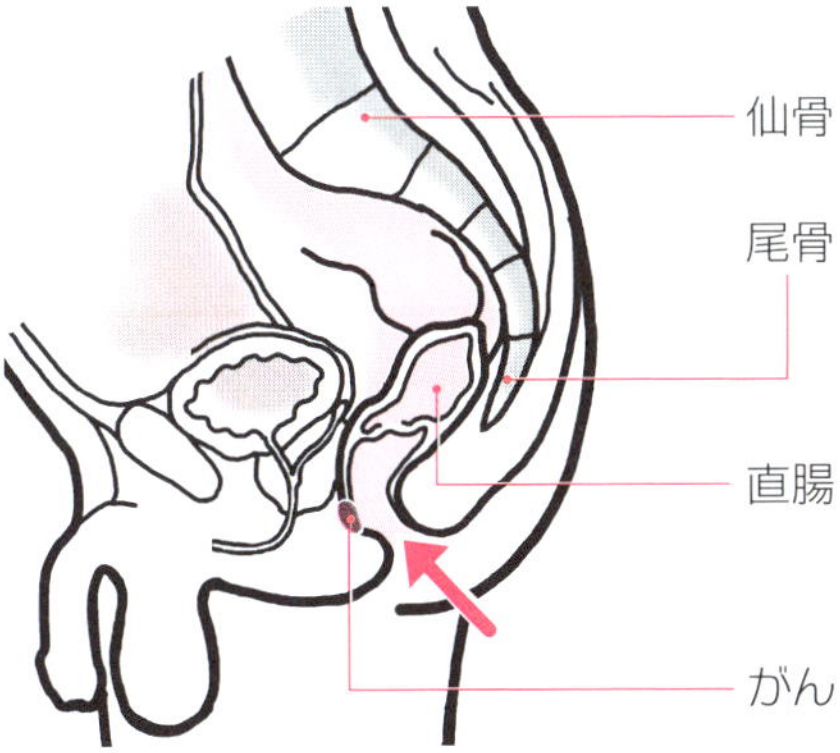

直腸局所切除術

がんが肛門に近い場合、肛門から器具を挿入(←)し、がんを切除する

治療法

早期がんで行われる内視鏡治療

内視鏡治療が可能な場合

内視鏡治療とは、内視鏡を使ってがんだけを切除する方法。早期の胃がん・大腸がんに適用されます。内視鏡治療では映像を取り込む装置がついたチューブをのどや肛門から挿入し、モニターに映し出される画像を見ながら、先端の器具で病変部を切除します。切除法にはいくつかの種類があり、がんの形や大きさによって適したものが選ばれます。手術のあと、切除した組織の病理診断を行い、結果に問題がなければ、その後は経過観察になります。

内視鏡治療のメリットとデメリット

内視鏡治療のメリットは、体への負担が少ないことです。胃がんの場合は当日と術後1日は絶食し、大腸がんの場合は当日に2リットル程度の下剤を飲まなければなりませんが、手術には全身麻酔も必要ありません。体に大きな創あとも残らず、手術後の回復もすみやかです。ただし、臓器は残してがんだけを切除するため、がんをとりきれないことも。治療後の病理診断の結果によっては、さらに外科手術が必要になることもあります。

ここが大事!!

●追加手術が必要な場合

手術後の病理診断の結果が、①切除した断面にがんが露出している、②がんが粘膜下層の深部まで浸潤している、③がんがリンパ管や血管に入り込んでいる、④増殖・転移しやすいタイプのがんだったといった場合①は局所にがんが残っている可能性があり、追加切除が必要。②~④はリンパ節転移の可能性が疑われることから、リスクを少なくするためにはリンパ節を含めて切除する追加手術を受けるのが理想です。

内視鏡治療が可能な場合

胃がん	大腸がん
①粘膜内にとどまっている ②大きさが2cm以下 ③分化型がんである ④がんの内部に潰瘍がない	①粘膜内にとどまっており、大きさが2cm以下 ②粘膜下層の浅いところまにとどまっており、大きさが2cm以下。血管やリンパ管にがんが入り込んでいない

内視鏡治療のいろいろ

ポリペクトミー

対象：ポリープから発生した有茎性《ゆうけいせい》のがん

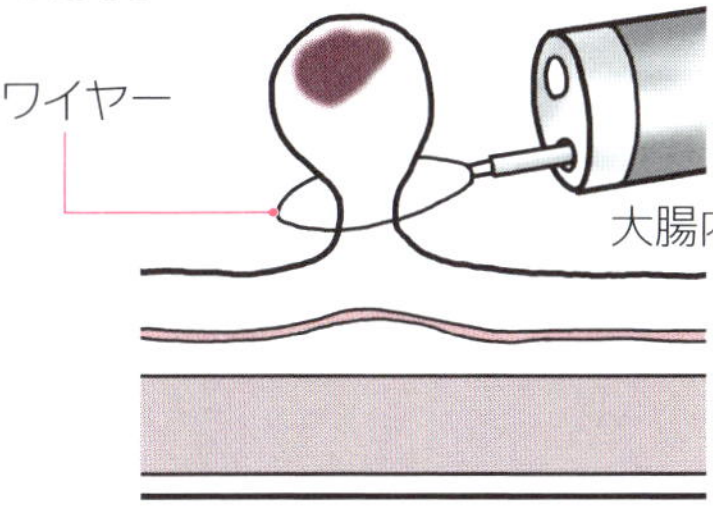

がんの根元にワイヤーをかけて締め付け、電流を流して焼き切る

内視鏡的粘膜切除術（EMR）

対象：隆起の少ないがんで、大きさが2cm以下のもの

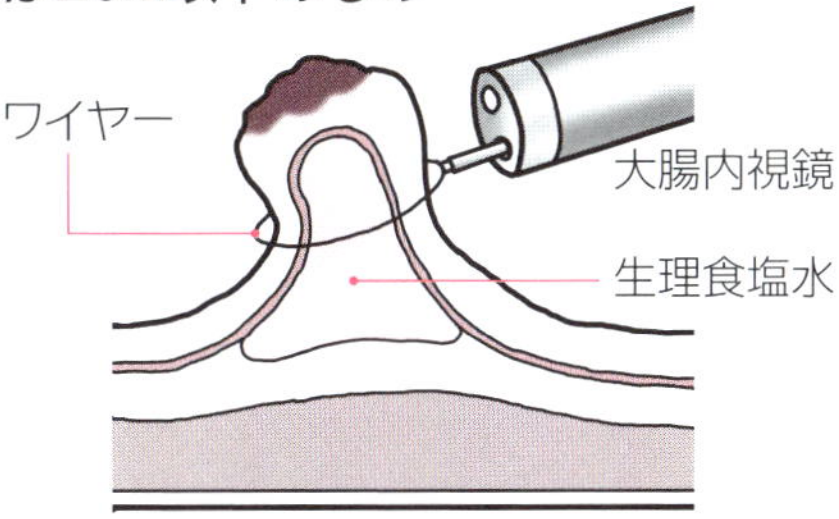

がんの下に生理食塩水を注入して隆起させ、がんの根元 にワイヤーをかけて焼き切る

内視鏡的粘膜下層剥離術（ESD）

対象：隆起の少ないがんで、大きさが2cm以下のもの。高い技術が必要なため、実施できる施設が限られている

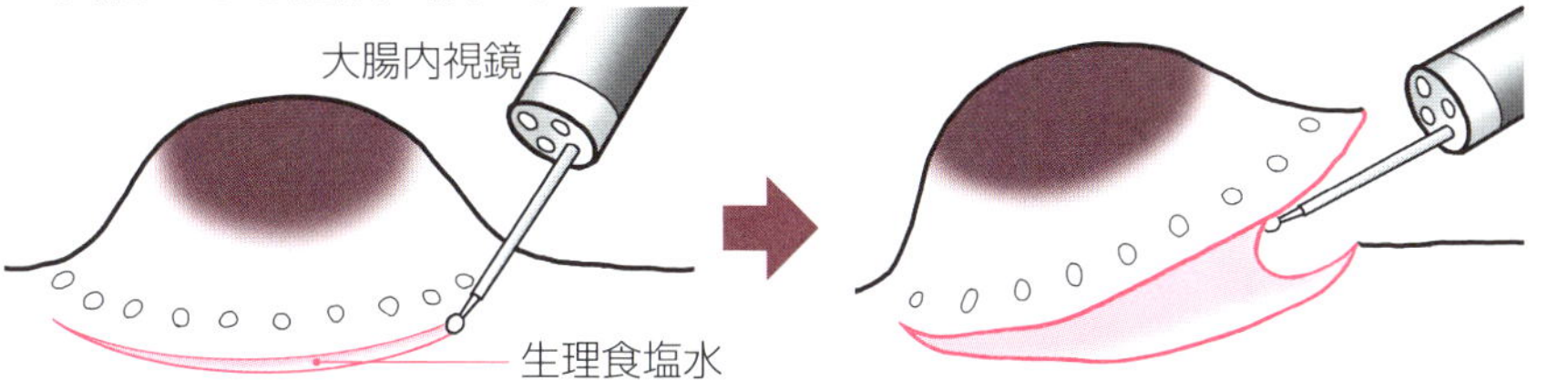

がんの下に生理食塩水を注入して隆起させ、周囲の粘膜を切開する

粘膜下層をはがしながら病変部を切除する

手術治療による合併症への対応

外科的合併症と一般的な合併症がある

あらゆる手術で起こることですが、術後に望まない状況が発生することがあります。これを**合併症**といいます。胃がんの手術でいえば、「①胃の切除（全部または一部）」「②リンパ節郭清」「③消化管再建（消化管をつなぎ合わせる）」の3つの操作で手術は成立します。これらの操作に直接関係した出血や縫合不全などの合併症を「**外科的合併症**」といい、操作とは直接関係なく起こる肺炎や心臓病、肝機能障害などの合併症を「**全身的合併症**」といいます。

胃がん・大腸がん手術で起こる合併症

胃がんで起こる外科的な3大合併症は「縫合不全」「膵液ろう」「腹腔内膿瘍」です。いずれも5％未満の発症率です。これ以外にも腸閉塞や創感染などが起こることがあります。大腸がんでは「縫合不全」「腸閉塞」「創感染」が多い合併症です。腸閉塞になったら、絶食による腸の安静が必要です。ただ、血行障害を伴う「絞扼性《こうやくせい》腸閉塞」は早く対処しないと危険です。（100ページ参照）

ここが大事!!

●死亡の危険もある重篤な合併症

死亡に結びつきかねない重篤な全身合併症に「肺炎」と「肺塞栓症」があります。とくに高齢者はうまく物が飲み込めなかったりするために、肺炎を合併することがあります。また手術中に下肢の静脈の中に生じた血栓が、体調の回復に伴い血管壁から離れて、心臓そして肺に流れて肺動脈に詰まりを生じさせます。どちらも突然死を招きかねない合併症です。

■心配される手術操作による合併症■

◆胃がん

合併症	症状	治療法	発生率
縫合不全	消化管のつなぎめが破綻して、ひどい場合は腹膜炎を起こす	絶食、点滴など。腹腔内の汚染がひどい場合は再手術	約2～3%
膵液ろう	リンパ節郭清により膵臓の消化液が膵臓からもれてたまる	薬物治療に加えて、ドレーンによる膵液の体外排液を行う	約5%
腹腔内膿瘍	感染によってお腹の中に膿がたまった状態	小さなものは抗生剤投与、大きなものはドレーンにより体外排液を行う	約5%

◆大腸がん

合併症	症状	治療法	発生率
縫合不全	腸管がうまくつながらず、吻合部から便が漏れて炎症を起こし発熱する	人工肛門を造り便が流れ出ないようにし、のちに人工肛門を閉鎖する	結腸がん 約1.5% 直腸がん 約5%
腸閉塞	食事を開始すると腸の動きが悪くお腹が張ってくる	多くの場合、食事を中止し腸を安静にすると治る	腸閉塞の種類による
創感染《そうかんせん》	創《きず》に菌が付着して赤く腫れて膿がたまる	縫った糸をはずし膿を出すと治る	10～15%

治療法

抗がん剤を使った化学療法

化学療法を行う場合

抗がん剤は、がん細胞を死滅させたり増殖を抑える薬です。胃がんや大腸がんの抗がん剤治療は、主に2つの目的で行われます。1つめが、「**補助化学療法**」と呼ばれ、手術後の再発予防。手術でがんを切除したあと、目に見えないほど小さながんが残っている可能性に備えて抗がん剤を投与します。2つめが、手術でがんをとりきれない場合に元気で暮らせる期間を延ばすため。化学療法だけでがんを治すことはできませんが、抗がん剤の投与によってがんの増殖を抑え、生存期間を延ばせることがわかっています。

休薬期間をおいて薬の投与をくり返す

抗がん剤は、薬を投与したあと、一定の期間をおいて次の投与を行います。休薬期間が必要なのは、抗がん剤によって傷ついた正常な細胞を回復させるためです。薬によって起こりやすい副作用は決まっていますが、現れ方は人によって違うので、効果や副作用を考えて、複数の薬を併用することも多くなっています。ほとんどの副作用は化学療法を終了すると治ります。

ここが大事!!

●胃がんの術前化学療法

胃がんの場合、手術の前に補助化学療法を行うこともあります。化学療法でがんを小さくし、確実に切除できるようにすることが目的です。また、切除が難しい大きながんを手術が可能な程度に小さくするために行うこともあります。ただし、化学療法は必ず効果が出るとはかぎりません。術前療法の効果がなかった場合、手術の時期が遅れたり、副作用で体調が悪化する可能性もあります。

■胃がんの治療に使われる主な抗がん剤■

一般名	投与方法
テガフール・ギメラシル・オテラシルカリウム（TS-1）	内服
タキサン系薬剤（ドセタキセル、パクリタキセルなど）	静脈注射
フルオロウラシル	静脈注射
シスプラチン	静脈注射
メトトレキサート	静脈注射、内服
イリノテカン	静脈注射

■大腸がんの治療に使われる主な抗がん剤■

一般名	投与方法
フルオロウラシル	静脈注射
ホリナートカルシウム	静脈注射、内服
テガフール・ウラシル配合剤（UFT）	内服
テガフール・ギメラシル・オテラシルカリウム（TS-1）	内服
イリノテカン	静脈注射
オキサリプラチン	静脈注射
カペシタビン	内服

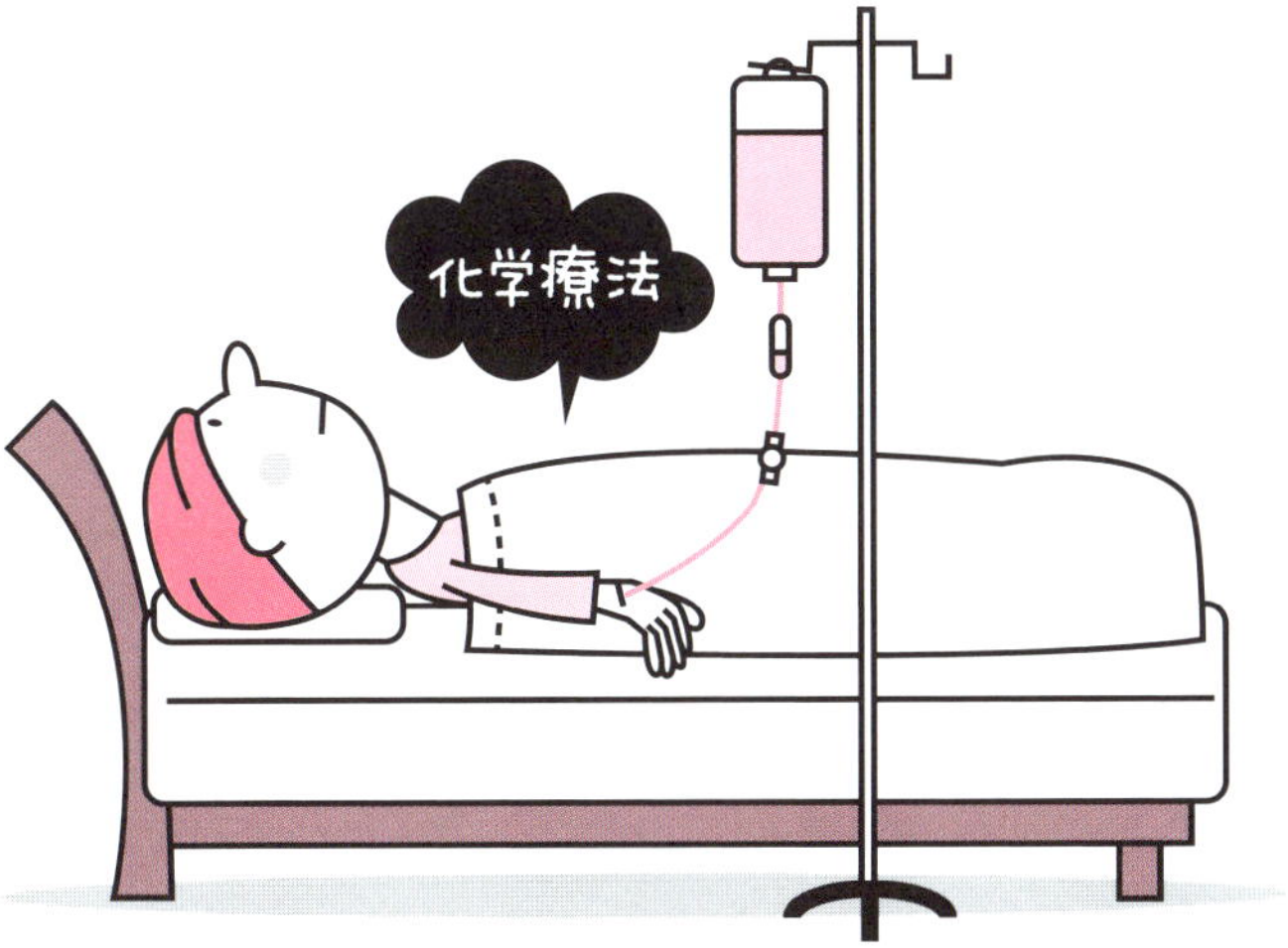

治療法

その他の治療法

がん細胞だけを攻撃する分子標的薬

胃がん・大腸がんの化学療法の一種に、「**分子標的薬**」による治療があります。分子標的薬とは、がん細胞に特有あるいは過剰に発現している特定の分子を標的にして、がん細胞の増殖を抑える薬です。分子標的薬は単独で使われることもありますが、抗がん剤と組み合わせることで高い効果を発揮することがわかっています。ただし、分子標的薬は人によって特有の副作用が起こることもあるので、すべての患者さんに使えるわけではありません。

主に直腸がんに行われる放射線療法

放射線療法は、高いエネルギーのX線やガンマ線、電子線などを体の外側から患部に照射し、がん細胞を死滅させる治療法です。大腸がんの場合、直腸がんの術後補助療法として行われるほか、がんが進行して手術が難しい場合、辛い症状をやわらげ、元気で暮らせる時間を延ばすために放射線療法が選択されることもあります。胃がんの場合は、手術ができない場合に患部の出血を止めたり、骨転移の痛みを抑えたりするために利用されます。

ここが大事!!

●苦痛を取り除く緩和手術

がんが進行し、手術をしても切除しきれない場合は、化学療法や放射線療法を選択することになります。

同時に、治癒を目的としない手術を行うことがあります。胃がんにより通過障害を起こしている場合など、バイパス手術によって胃と空腸をつなぐような手術です。こうした手術は、がんによるつらい症状の改善を目的に行われます。

分子標的薬の特徴

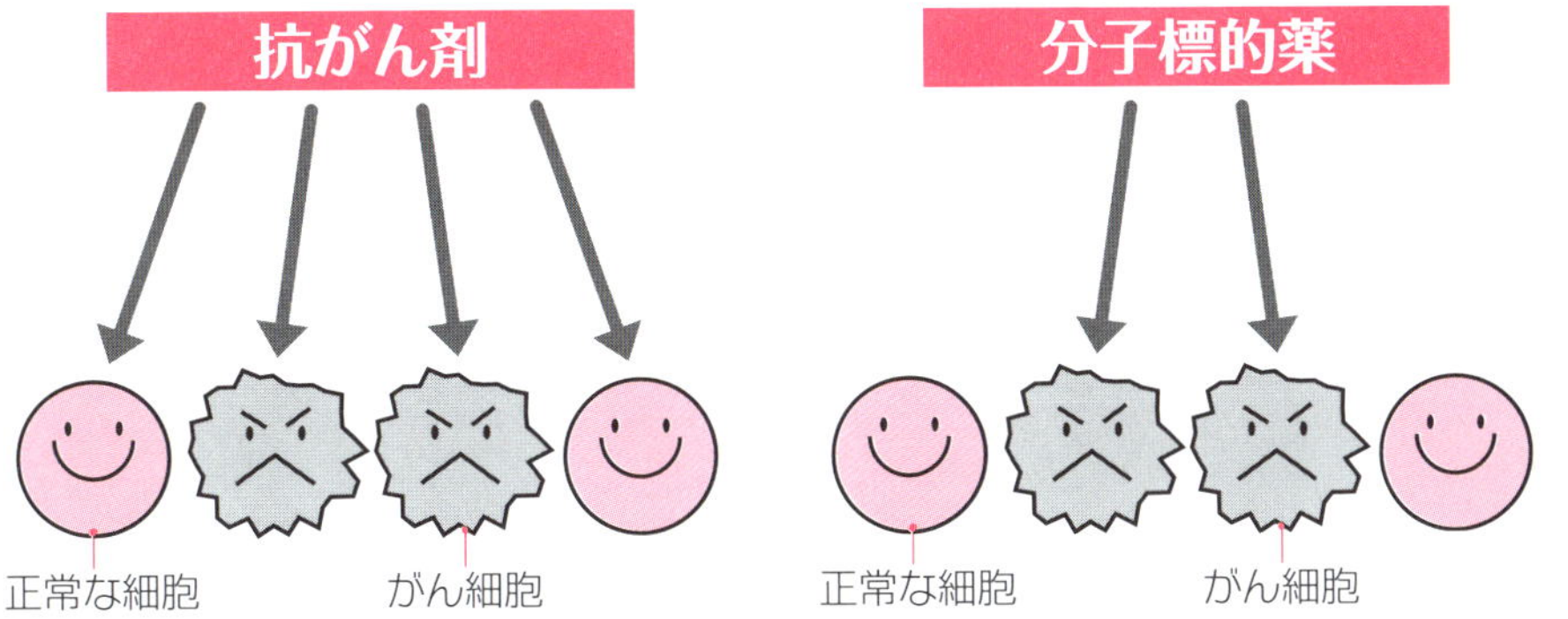

正常な細胞も、がん細胞と同様に攻撃してしまう

正常な細胞は傷つけず、がん細胞だけを攻撃する

分子標的薬は、がん細胞がもつ特定の分子を標的にするが、ほかの分子に対しても働いて副作用を引き起こすこともある

緩和手術

手術による完治が難しいときに、つらい症状の軽減などを目的に行われる

例

胃がんのために食事がとれない場合、がんの切除、胃と腸をつなぐ手術などを行って、口から食物を食べられるようにする

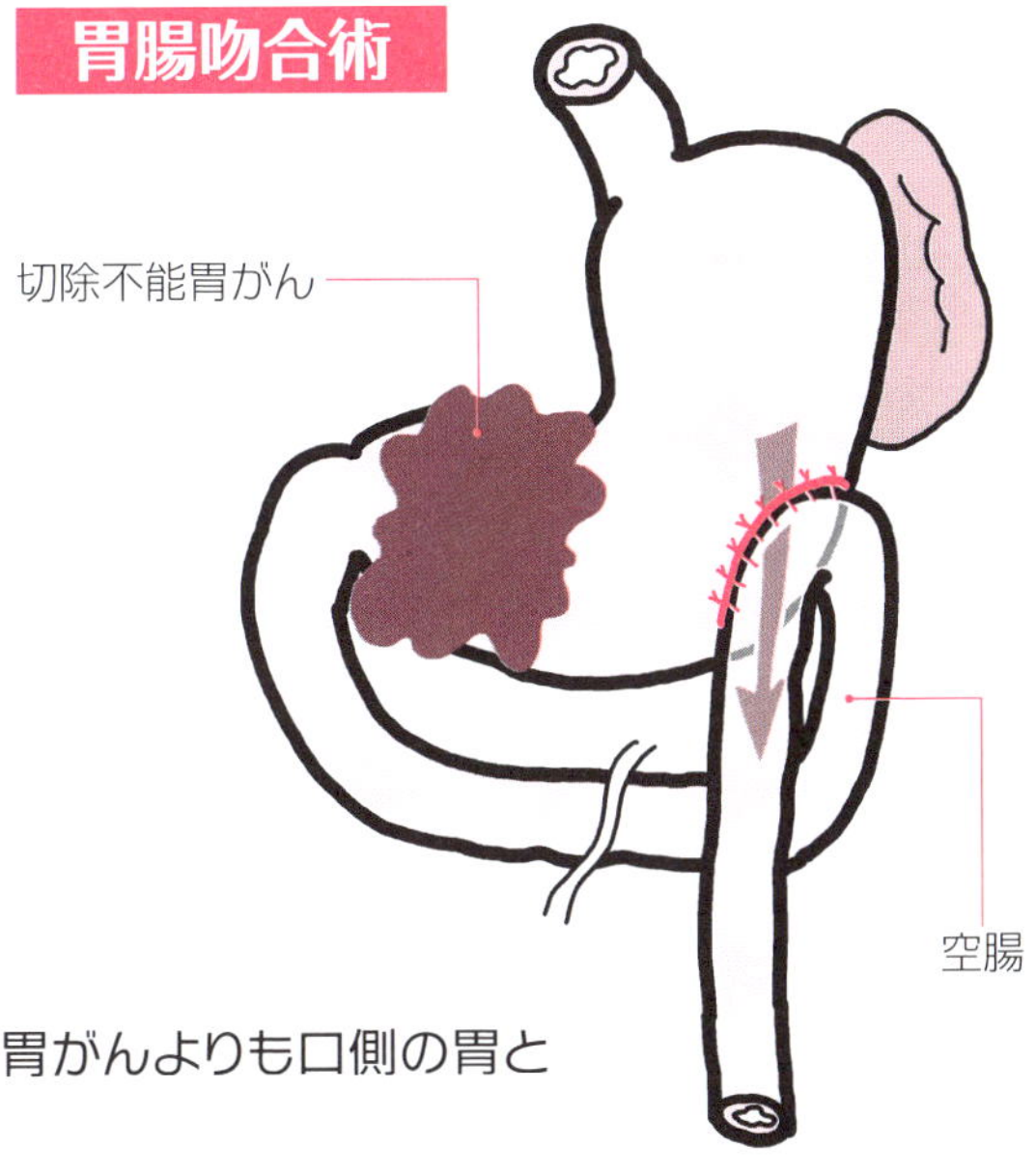

通過障害を起こしている胃がんよりも口側の胃と空腸をつなぐ(バイパス)

■放射線療法の効果と種類■

放射線

体を通りぬける際、細胞のDNAを傷つける

正常細胞

放射線によってDNAが傷ついても、がん細胞より回復が早い

がん細胞

放射線に弱く、傷つくと回復に時間がかかる

くり返し放射線を照射

生き残る

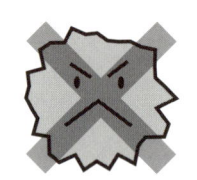

死滅する

補助放射線療法

●手術前に行う（術前照射）

がんを小さくし、直腸がんの場合は肛門を温存できるようにする。

●手術中に行う（術中照射）

●手術後に行う（術後照射）

手術のあと、同じ場所にがんが再発するのを防ぐ

緩和的放射線療法

手術による治療が難しいときに行う。がんの増殖を抑えたり、痛みや出血などのつらい症状をやわらげる

第2章

手術後の生活で大切なこと

心のケア

患者さんの心に起こること

ストレス状態にある心は凹んだやわらかいボール

ストレスは、凹んだやわらかいボールにたとえられます。「ストレッサー」と呼ばれるストレスを引き起こす強い原因（衝撃）が継続すると、凹んだボールは元の形に戻らなくなります。

がんの告知、再発といった衝撃によって患者さんの心のボールはいったん大きく凹みますが、多くは自然に元の球形に戻ります。しかし、孤立感や恐怖感の強い患者さんは凹んだボールが元に戻らない「**適応障害**」や「**うつ病**」などの状態になります。そうした患者さんは2～4割程度見られます。

患者さんが受ける大きなショック

このように、がん患者さんは大きなストレスを抱えますが、一度は落ち込む患者さんの心は、やがて左の図のような反応を経て、現実に適応しながら立ち直ります。こうした「ストレスへの反応」はどの患者さんも同じようなパターンを経験します。患者さん自身、こうした心のプロセスを知り、「いまはつらい時期だが、自分もやがて現実に適応できる」と自信が持てるようになると治療にもよい影響がでます。

ここが大事!!

●適応障害、うつ状態になったら受診を

「適応障害」は強い心理的ストレスを感じた際に、予想されるよりも強い不安や抑うつを経験し、日常生活で著しい支障を生じる疾患です。「うつ病」は、適応障害よりもさらに精神症状が重く、身体症状も伴うことが多く見られます。いずれにしても、絶望感や喪失感に襲われ、出口を見つけられないまま食べることも眠ることもできない状態が2週間以上続くようなら、精神疾患としての治療が必要です。

患者さんの心のプロセス

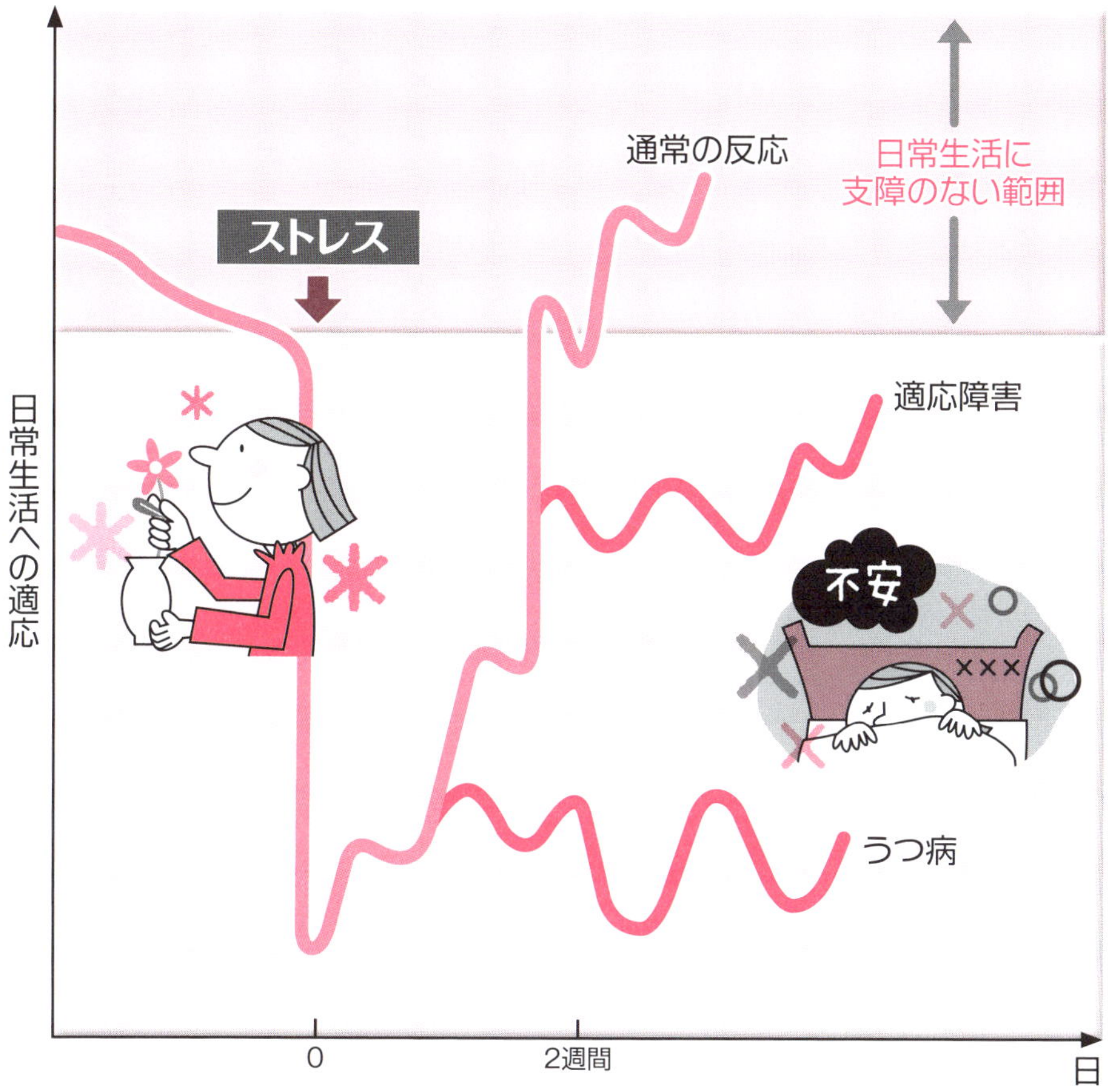

※国立がん研究センターがん情報サービス「がんと心」資料より

うつ病

適応障害よりもさらに精神的な苦痛が大きく、落ち込みや抑うつが2週間以上続きます。興味や喜びが減少し、思考力や集中力も低下します。さらに意欲が低下し、自分を責める気持ちが強くなります。

適応障害

過度のストレスによって、不安や不眠、食欲低下、体重減少などの身体症状が出現し、日常生活に支障を来している状態です。立ちくらみや気の滅入りなどを経験し、人と会うのが苦痛で引きこもる人も多くいます。

心のケア

患者さんが経験する不安と落ち込み

病気の不安と向き合い続ける患者さん

　がんの疑いがもたれてから、患者さんはさまざまな場面で、病気の不安と向き合わなくてはいけません。告知を受けた当初であれば、家族や友人にどう話せばよいか、会社にどのように説明したらいいかなど、ひとりで悩みを抱えてしまう人もいるでしょう。

　さらに、転移性のがんの場合は慢性疾患となり、その段階、段階で大きなストレスを強いられます。そのために多くの患者さんが「**不安**」と「**落ち込み**」を経験します。このような不安や落ち込みが強まると「病気の原因は自分にある」、「自分は弱い人間」などと、自分を責めることが多くなります。

不安が強かったら主治医に相談する

　不安や落ち込みはだれでも経験する通常の反応なので、それによって自分を責めることは無意味です。また、落ち込むからといって、直ちに治療が必要というわけではありませんが、日常生活に支障が出るようになったら心配です。不安を抱えたままにせずに、主治医に相談したり、精神科などを受診することをおすすめします。

ここが大事!!

●ストレスはがんに悪い影響を及ぼすか?

　これまでの研究ではストレスによってがんになったり、がんの進行に影響を及ぼす、といった医学的根拠は明らかになってはいません。しかし、現場の医師の多くは、ストレスをやり過ごし希望を抱いて治療を受ける患者さんや、前向きに自身の生活を大事にしている患者さんの治療や予後がよいのを目のあたりにしています。ストレスと上手につき合い、自分らしく生きることが大事でしょう。

■ストレスによる症状■

不安による症状

怒りっぽくなる
体が緊張する
イライラする
眠れない
集中力が低下する
いつも落ち着かない
疲れやすい
心配事が頭から離れない
冷や汗が出る

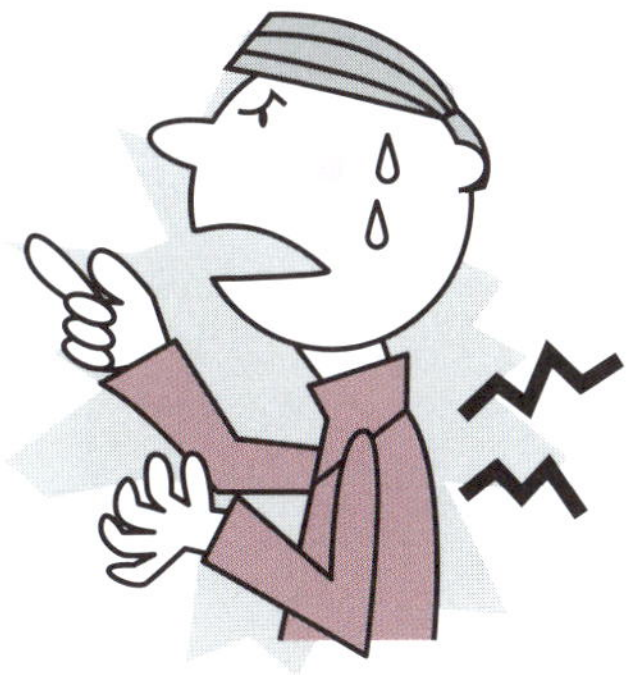

落ち込みによる症状

疲れやすい
食欲がない
死をいつも想像する
何をしても楽しめない
やる気が起きない
自分を責める
決断ができない
眠れない

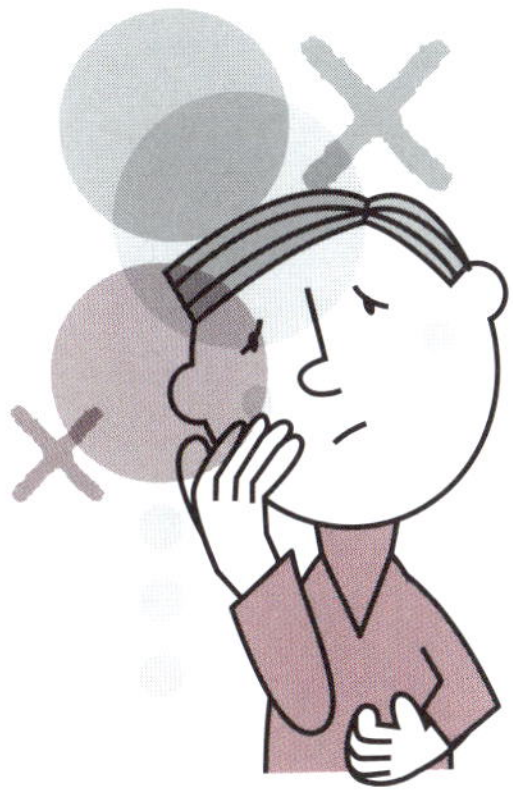

軽症

　これまでと同じような生活を続けましょう。仕事などを続け、社会とのつながりを断たないようにしましょう。趣味やスポーツ、旅行などで気分転換を図りましょう。

重症

　2週間以上続くようなら受診しましょう。がんの治療の妨げにもなるので治療が必要です。

・主治医に相談
・精神腫瘍科（がんに関する心の専門）、精神科、心療内科を受診

心のケア

情報を収集して不安を解消する

知らない相手には恐怖を感じる

「知らない相手」に警戒心をおぼえ、恐れることはだれにでもあることです。まして、相手は「がん」という死につながりかねない病気です。恐怖を感じ、できれば「遠ざけていたい」「知りたくない」と思うのは自然な感情です。しかし、相手を知らなくては恐怖から脱却できません。まず、「がん」とはどんな病気でどんな治療が行われるのか、そのためにどんな検査が行われるかなど、知っていれば漠然とした不安を軽減できることもあります。

多方面から情報を収集する

病気の情報はまず主治医からのものがベースになります。治療方針などについて別の意見も聞く場合は、セカンドオピニオンもあります。一般的な知識を蓄えたい場合は本書のような書籍や新聞、インターネットも有効です。さらに、同じ病気の患者さんから聞く話や、病院などが主催するセミナーも役立ちます。こうして多方面から集めた情報の中から、自分に合ったものを選択し、客観的で正しい情報を獲得しましょう。

ここが大事!!

●家族も病気の知識を増やそう

病気の知識は患者さん本人よりも、家族に多く持っていてもらいたいということがあります。療養生活も家族に病気の知識があれば、患者さんもずいぶん励まされるでしょう。落ち込んだときも、ごく自然にサポートすることができます。がんという病気を大げさに考えず、かといって過小評価せず自然に療養するには、本人も家族もがんをよく知り、粘り強く楽しく生きることがとても大切です。

■役立つ情報の集め方■

①主治医から話を聞く

治療について疑問があれば主治医に相談しましょう。難解な点があれば、やさしく解説してもらいましょう。

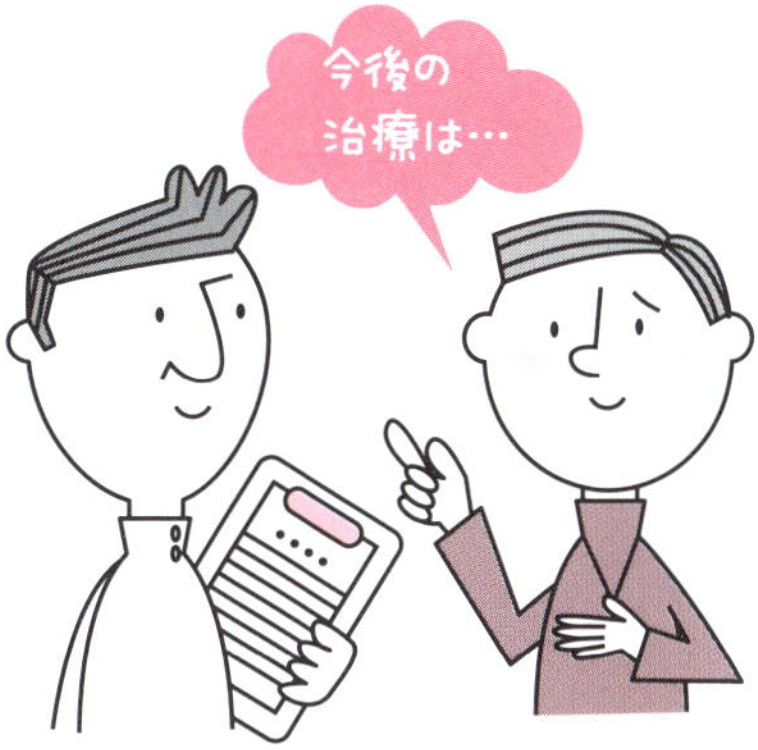
今後の
治療は…

②医療などのスタッフに相談する

療養生活については看護師などに相談をしましょう。療養費などは病院のソーシャルワーカーが情報を提供してくれます。

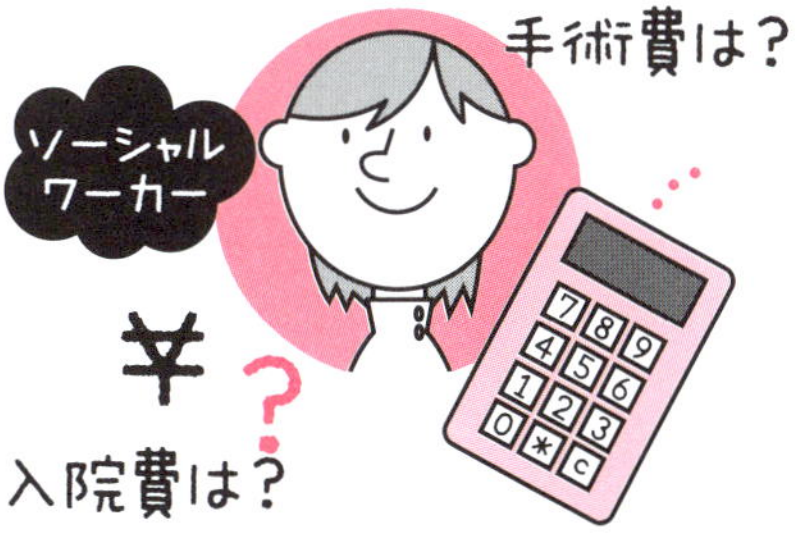
手術費は？
ソーシャル
ワーカー
¥
入院費は？

③本や新聞やインターネットを活用する

病気の知識、制度などについて情報を得るなら書籍や新聞、発信元が確かなウェブサイトが役立ちます。

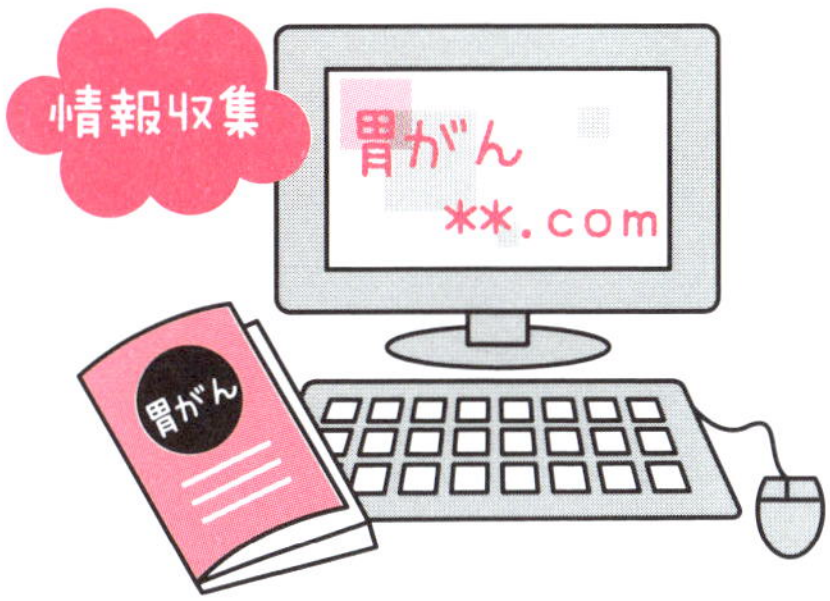
情報収集
胃がん
**.com
胃がん

④同じ病気の人に話を聞く

病院で知り合った患者さんや、患者の会に参加して病気の先輩などに話を聞くと知識が増えます。

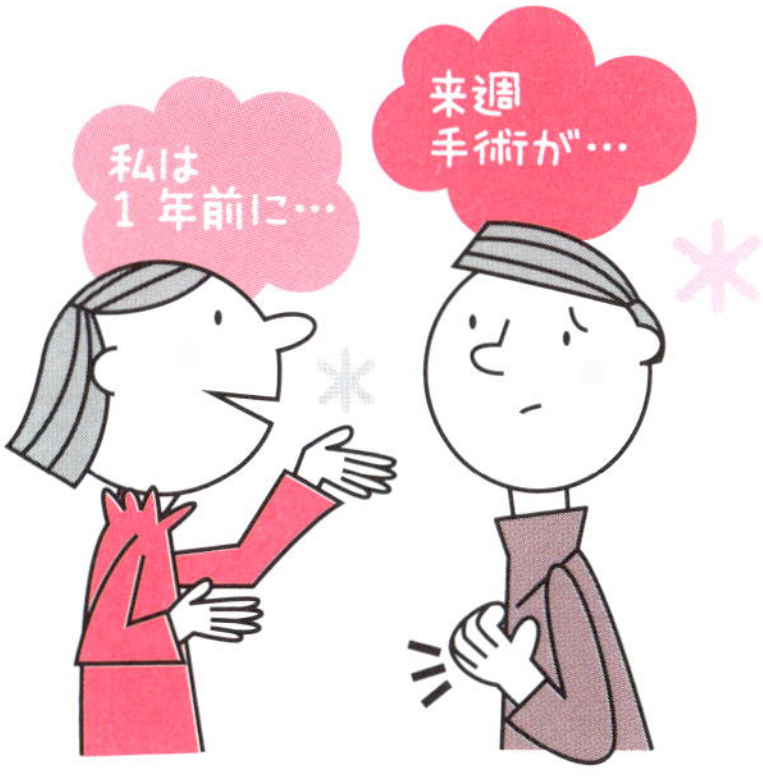
私は
1年前に…
来週
手術が…

心のケア

治療法についてセカンドオピニオンを聞く

主治医以外の医師の意見を聞く

主治医の意見に加えて別の専門医の意見を聞くことを「**セカンドオピニオン**」といいます。がんの治療方針は「標準治療」をベースに組み立てられますが、選択肢はひとつではありません。納得のいく治療法を選ぶためには、セカンドオピニオンは有効です。

セカンドオピニオンの内容は主治医に報告を

セカンドオピニオンを求めるときは主治医にその旨を話し、これまでの検査結果や治療記録、紹介状（診療情報提供書）を発行してもらいます。セカンドオピニオンを求められた医師は、原則として診察や治療を行いません。患者さんが持参したデータを元に、診断や治療法に関する意見を述べるだけです。セカンドオピニオンを有効に活用するためには、まず主治医の説明を正しく理解しておくことが必要。基本的なことがわからないままに新しい意見を聞いても、かえって混乱してしまうからです。セカンドオピニオンの内容は主治医に報告し、その後の治療に活かしましょう。ただし、セカンドオピニオンは保険診療ではありません。

ここが大事!!

●治療先をかえたいとき

セカンドオピニオンを受けた病院への転院を希望するときは、まず、その病院で受け入れが可能かどうかを確認します。その後、必要な書類やデータなどをこれまでの主治医に準備してもらい、新しい治療先であらためて外来を受診。追加で検査などが必要になる場合もあります。セカンドオピニオンを聞いたからといって、すぐに治療を始められるわけではないので注意しましょう。

■セカンドオピニオンの求め方■

主治医の意見をきちんと聞く

現時点で提案されている治療方針を理解する

↓

受診先を探す

「セカンドオピニオン外来」を設けている病院も多い

↓

主治医に希望を伝える

セカンドオピニオンの希望を主治医に伝え、主治医に相談先の病院を伝える。必要なものなどを確認し予約を入れる

↓

必要なデータを準備する

これまでの検査結果や治療の記録、紹介状（診察情報提供書）などを主治医に依頼する

↓

受診する

必要なデータを持参し、意見を聞く。セカンドオピニオンを聞くために受診した病院では、診察や治療は行わない

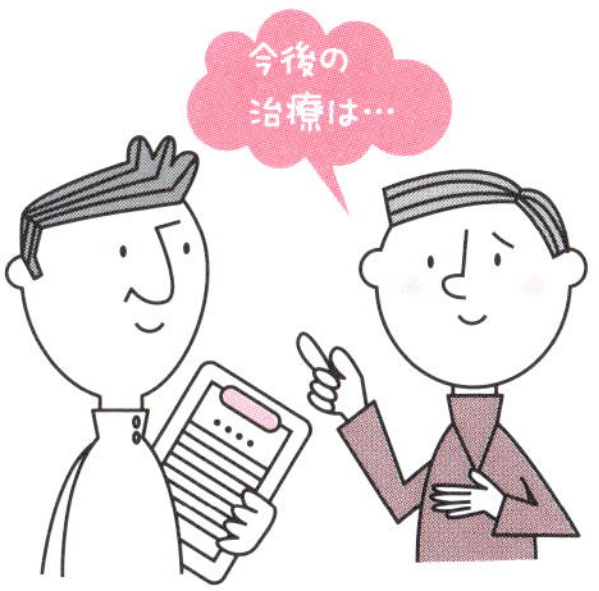

質問したいことは事前に整理し、メモしていくとよい
・確認したいこと
・納得できないこと
・本人や家族の希望　など

※セカンドオピニオンは保険診療ではない

↓

主治医に報告する

セカンドオピニオンの内容を主治医に伝える。新しい意見をふまえて、あらためて治療法を相談する

体調管理

規則正しい生活を心がける

体調管理の基本は生理的なリズムの維持

入院中は食事や消灯の時間など規則的な生活を送っていたのに、退院後、起き上がる気力が湧かず、布団の中でダラダラと過ごしてしまう。これが、体調不良の元になります。

人間の体には、24時間周期で変動する生活のリズムがあり、これによって、体温、血圧、ホルモン分泌などが変化します。体調管理の基本となる食欲や排泄などは、正しいリズムを維持することで管理しやすくなるのです。

生活のリズムに大きな影響を及ぼすのが光です。朝起きたら、太陽の光を浴び、服を着替えて、一日の活動をはじめましょう。

心身のリラックスも体調管理に有効

心身をリラックスさせることも、体調管理には必要です。

手術直後は体を動かせませんが、深呼吸を行うことで、緊張感をほぐし、内臓の働きを高めることができます。

また、入浴にもリラックス効果があります。最初はシャワー浴にして、医師の許可が下りたら、ぬるめのお湯で浴槽に浸かりましょう。

ここが大事!!

●入浴の効果

入浴には、心身をリラックスさせるだけでなく、創口《きずぐち》を清潔に保ち、血行をよくするなどの効果があります。

また、体が温まると、腸の動きも活性化するので、おなかに大きく「の」の字を書くようにマッサージすれば、便秘解消にもなります。

体への負担を軽減するため、熱いお湯や、長時間の入浴は避けましょう。洗い場に、高めの浴用椅子を置けば、おなかやお尻への負担も少なく、体を洗うことができます。

体調管理のポイント

生理的なリズムを保つ

規則正しい生活が生理的なリズムを作る

- 朝、決まった時間に起きて、太陽の光を浴びる
- 1日3食きちんと食べる
- 日常的な動作を少しずつ増やしていく
- 夜、決まった時間に床につく

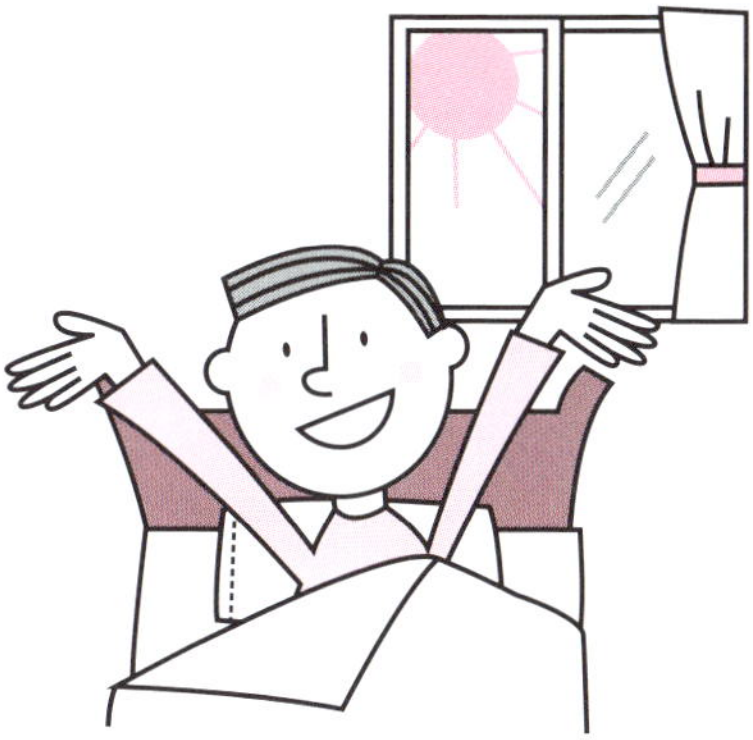

心身をリラックスさせる

心身をリラックスさせることで、緊張感をほぐし、内臓の働きを高める

- 深呼吸をする
- 回復してきたら、軽くストレッチをする
- 入浴する際は、短時間のシャワーから慣らし、ぬるめの湯につかる

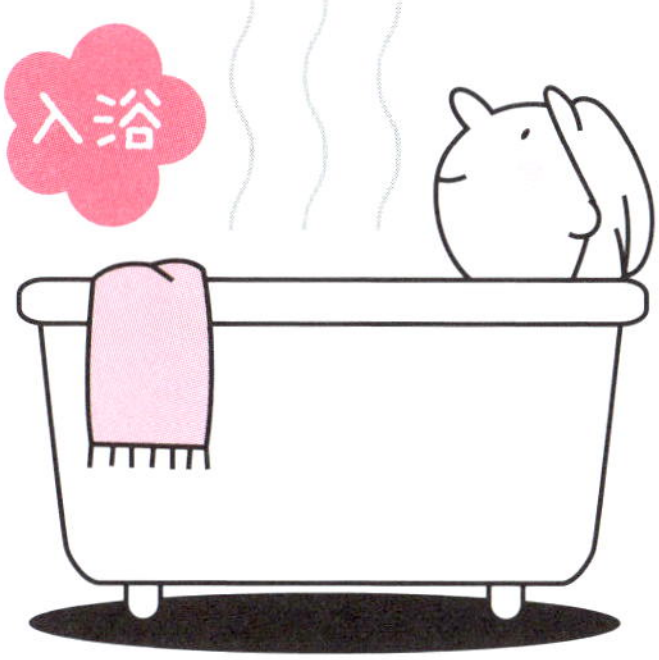

あせらない

胃腸の働きは、精神的な状態が関係するので、あせらないことが大事

- 食事の量や内容は、少しずつ戻していく
- 身のまわりの動作から、徐々に軽い運動へと移していく
- 手術後、下痢や便秘が続くことがあるが、徐々に回復する

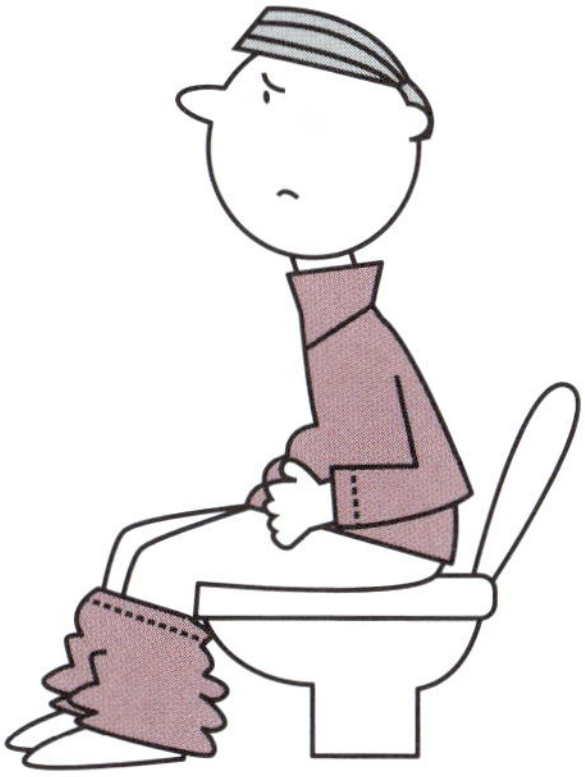

不眠の心配があったら

規則正しい生活で良質な睡眠を得る

術後の回復のためにも、良質な睡眠は欠かせません。適切な睡眠時間は人によって異なり、長く眠ればよいというものではなく、多少短めでも、よく眠れたという満足感が大切です。

良質な睡眠を得るためのポイントは、規則正しい生活と適度な運動です。毎日同じ時刻に眠って、同じ時刻に起き、昼間、無理のない程度に体を動かすことで、眠りにつきやすくなります。それでも、眠れない場合は、不眠の原因を見つけて対処しましょう。

痛みやだるさなどが原因であれば医師に相談し、病気に対する不安などが原因であれば、身近な人に話を聞いてもらうことで気分が楽になります。

上手に利用すれば睡眠薬も効果的

それでも対処できない場合は、睡眠薬を使用することもひとつの方法です。睡眠薬の体への影響や習慣性を気にする人もいますが、上手に利用すれば、体力の回復に役立ち、精神的にも安定します。ただし、薬の種類や量を適切に処方してもらうため、不眠の状態を詳しく医師に伝えましょう。

ここが大事!!

●胃を切除した人の生活習慣

胃を切除した場合、食後すぐに横になると、逆流性食道炎などを起こす原因となるので、就寝の3～4時間前までに食事を済ませましょう。

また、体を動かすときも、食後15～20分程度の休憩を心がけましょう。後遺症を心配しすぎて、体を動かさずにいると、睡眠が浅くなるだけでなく、血流が悪くなり、体力の回復が遅くなります。

術後の生活習慣に慣れ、回復状態にあわせた規則正しい生活をおくることが大切です。

■良質な睡眠のためのポイント■

昼間、適度に運動する

決まった時間に眠り、
決まった時間に起きる

夕食後、短時間で就寝しない

寝酒をしない

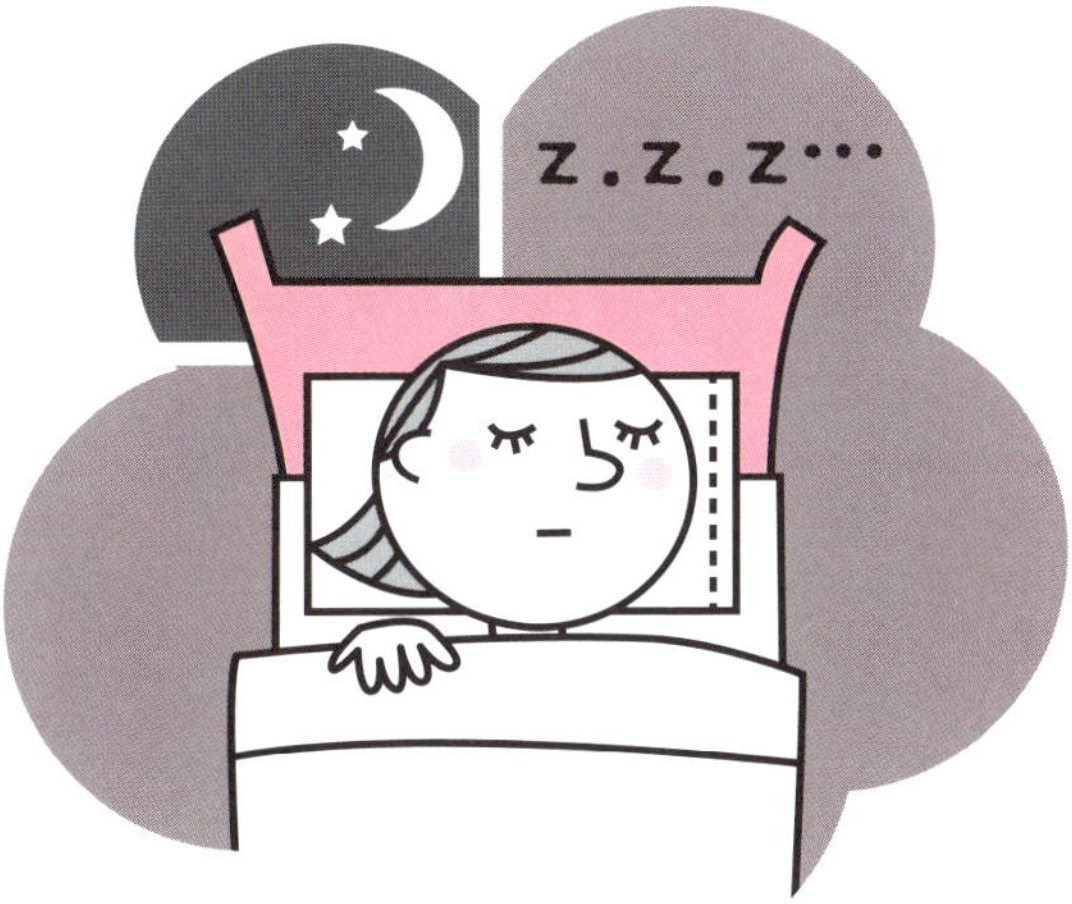

夕食後にはカフェインの
入ったものを飲まない

寝室を、快適な温度や湿度に
調整する

寝室の照明を、間接照明など
心地よい暗さにする

夜、ぬるめのお風呂に入る

アロマテラピーなど
リラックスする香りを使う

リラックスできる
音楽を流して眠る

適度な運動で生活の質を上げる

適度な運動には様々な効果がある

手術後、順調に回復してきたら、適度な運動を心がけましょう。

運動をすることで、食欲を増進し、良質な睡眠が得られるだけでなく、血液の循環をよくしたり、心肺機能を維持・向上することで、体力回復につながります。入院中に低下した筋力の回復につながるだけでなく、ストレス解消や一定の生活リズムをつくるのに役立ちます。早く手術前の体力に戻ることが目標ですが、あせらずに疲れたら休みながら運動を続けましょう。

運動量は段階的に増やしていく

退院直後はまだ筋力が戻っていないため、家の中で体を動かしたり、階段を昇り降りするなどの軽い運動からはじめましょう。

体力がついてきたら、散歩やウォーキングなど、汗ばむ程度の運動で徐々に活動量を増やしていきます。その際、水分補給をまめに行い、うがいと手洗いをして感染予防に努めましょう。

少しずつでも毎日運動することが大切ですが、創《きず》の痛みを感じるときや体調が悪いときは、無理は禁物です。

ここが大事!!

●運動時の注意

創の痛みやつっぱる感じがあるうちは、創口周辺の筋肉に負担がかかる運動は避けます。特に、開腹手術をした場合、2～3カ月は腹筋を使う激しい運動をひかえましょう。

また、直腸がんの手術後は、長くいきみ続ける動作や、自転車、長時間の座位も避けたほうがよいでしょう。下痢気味や頻便気味で、ウォーキングに不安がある人は、事前にトイレの場所を確認しておいたり、失禁パッドなどを利用して、対応してみましょう。

■術後の運動例■

退院直後

〈屋内での日常的な動作〉
・顔を洗う、歯を磨く
・家事を手伝う
・花の水やり　など
〈階段の昇り降り〉
・徐々に往復の回数を増やす

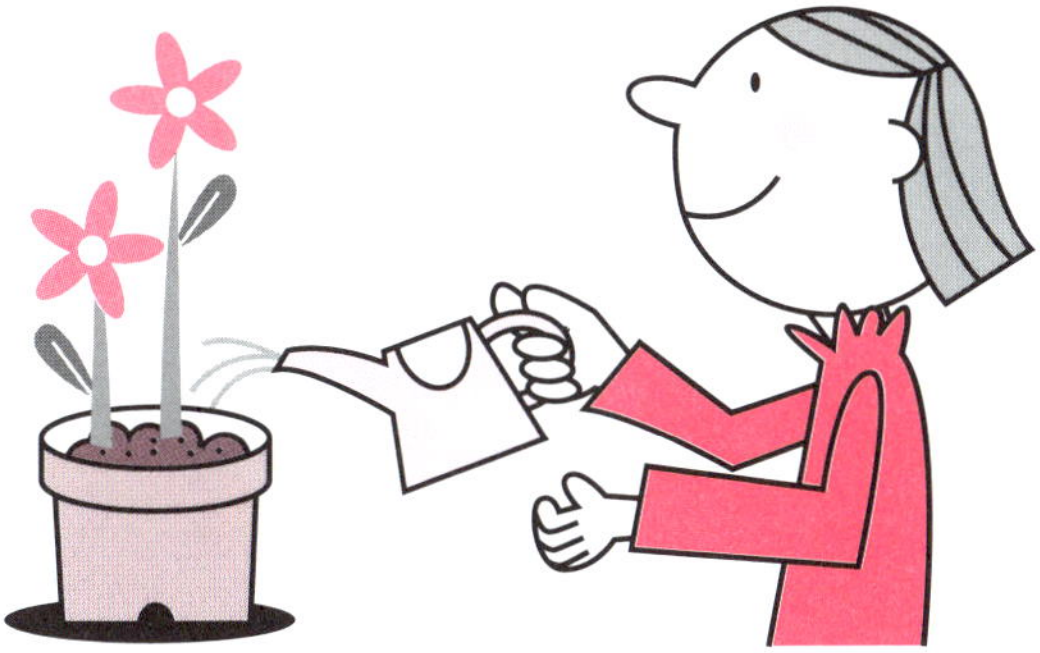

運動のポイント
①疲れたら休む
②徐々に運動量を上げる
③回復をあせらない
④水分補給を忘れずに
⑤日常生活を楽しむ

体力がついてきたら

〈日常的な活動〉
・近くに買物に行く
・ごみ出しをする　など
〈散歩・ウォーキング〉
・徐々に歩く範囲を広げ、スピードアップする

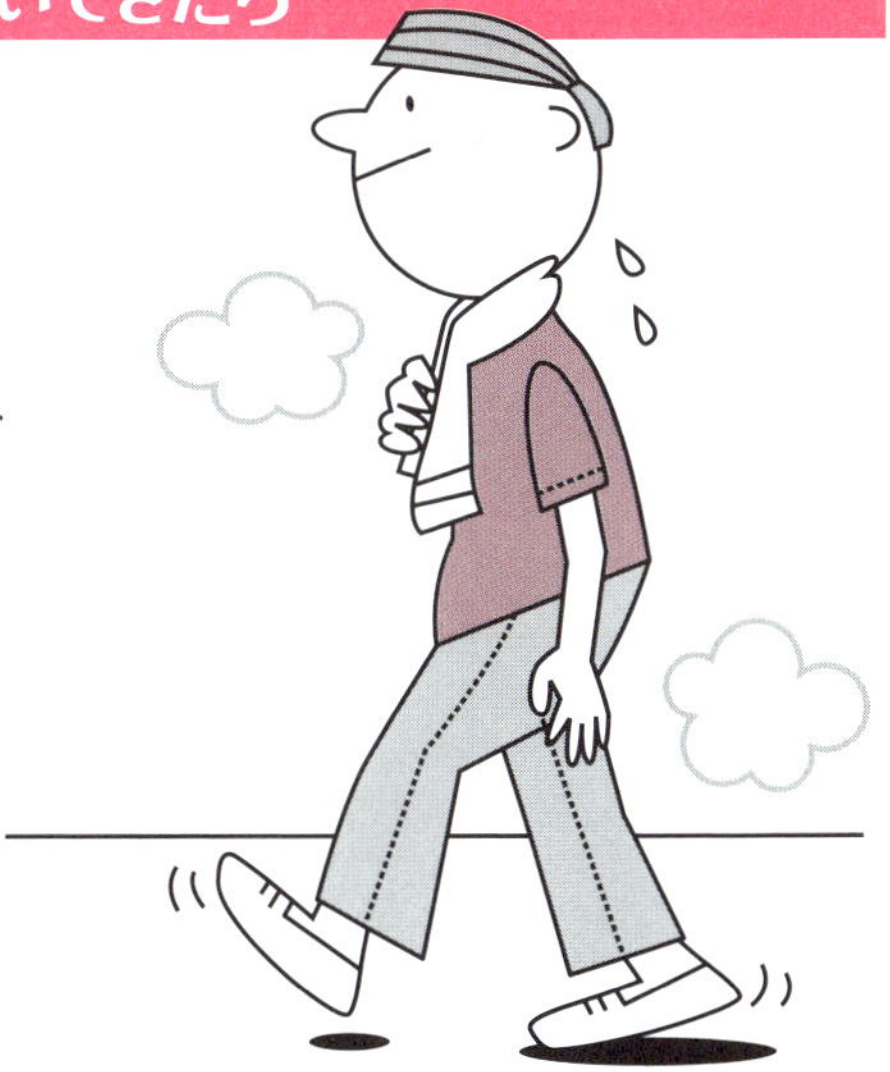

食事の基本

退院後の食事で心がけたいこと

体調に合わせて摂取カロリーを増やす

退院直後は食欲に応じた無理のない食事を心がけ、体力の回復に合わせて摂取カロリーを増やしていきます。

患者さんの体格や性別、年齢などによって摂取するカロリーは違いますが、1回の食事量を少なめにし、肉などの動物性脂肪、揚げ物などの脂肪の多い食品をひかえるのがポイントです。体調の回復に合わせて、社会復帰とともに食事量を増やしていきます。体調が戻れば、医師の指示に従いながら元の食事に戻していきます。

消化管に負担が少ない食事を心がける

医師から指示がない限り、特に食事制限はありませんが、胃腸の機能が回復するまでは、消化管に負担が少ない食事を心がけましょう。

1日3食決まった時間に、バランスのとれた食事を、少量ずつ、ゆっくり、よく噛んで食べることが大切です。刺激物や消化の悪いもの、熱すぎるもの、冷たすぎるものも、退院直後はひかえましょう。

また、食間には、水分補給をして便秘や下痢に対応しましょう。

ここが大事!!

●体重減少は心配いらない

手術直後は、胃腸の働きが低下していて一度に食べられる量が少ないこともあり、体重が減少しますが、順調に回復すれば元に戻るので心配はいりません。

また、胃切除後は、胃酸や消化液が減少していたり、分泌されないために、腸で栄養が吸収されにくくなり、体重の減少や栄養障害などが起こることもありますが、腸が消化などの機能をある程度補ってくれるため、1日の摂取量が足りていれば問題ありません。

■退院後の食事の注意点■

◆1日3食、決まった時間に食べる

規則正しく食事をすることで、生活のリズムが維持でき、体力回復につながります。

◆バランスのよい食事をとる

できるだけ多品目の食品をとって、栄養のバランスに気を配りましょう。

◆消化の悪いもの、刺激物はひかえる

揚げ物や肉など脂肪が多い料理や、刺激の強い香辛料や塩分はひかえめにしましょう。

また、食物繊維は摂取しすぎると下痢を起こしやすいため、小さく切って、やわらかく煮るなどして、少量の摂取に留めましょう。

◆胃を切除した場合は回数を増やす

胃を切除した場合は、1回の食事量を少なくして、回数を増やしましょう。

退院後2～3カ月は、1日に2～3回の間食を加え、その後食事量を増やすとともに、間食の量を減らしていきます。

◆食後は休息する

食後20～30分程度の食休みをとって、消化を促しましょう。

ただし、胃を切除した場合、食後すぐに横になると逆流性食道炎を起こす場合があるので注意が必要です。

◆よく噛んで、ゆっくり食べる

よく噛むことで、消化酵素を含んだ唾液が分泌され、消化管の中でつかえにくくなります。

ひと口の量を少なくして、ゆっくり食べましょう。

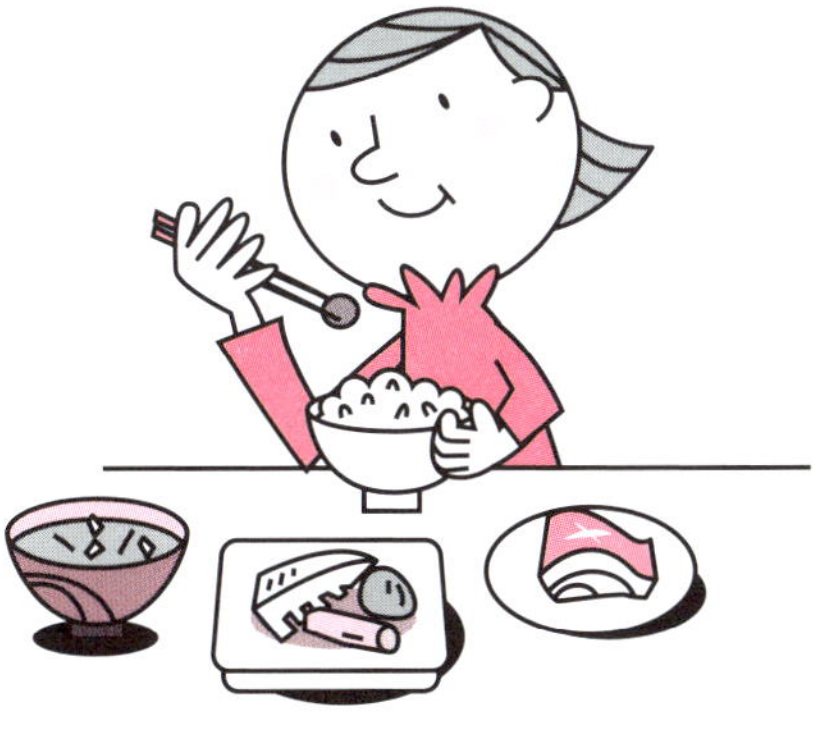

回復してからの食事のポイント①

神経質にならずおいしさを優先する

体調が回復してきたら、基本的に食べていけないものはありません。

規則正しく、おいしく、よく噛んで、ゆっくりと食事を楽しむ。それさえ心がければ、家族と同じ食事でも構いません。

むしろ、神経質にならずに、おいしさを優先して食事を楽しむことが、食欲増進につながり消化吸収が活発になります。

日々の食事を楽しみ、適度に運動して、体力の回復をはかりましょう。

栄養過多による生活習慣病に注意

手術直後は思うように食べられなかったのが、体調がよくなってくると、徐々に食べられるようになり、つい食べ過ぎてしまうことがあります。

栄養過多になると、脂質異常症や肥満、糖尿病などの生活習慣病を悪化させることもあるので注意が必要です。

ただし、胃の切除や全摘をした場合は、1度に食べられる量が減るため、少量で栄養価の高い、肉や魚、ご飯やパン、いも類、油を使った食品などを摂取するのもよいでしょう。

ここが大事!!

●食事内容を記録する

体調の回復に伴い、気がつくと食事量が増えている場合や、胃の切除後に、どの程度の栄養がとれているか見当がつかないときなど、毎回の食事内容を記録しておくと、体調管理に役立ちます。その際、体重や体温、体調なども簡単にメモしておきましょう。

体調と食事の関係が把握できると、食事をする時に気をつけたほうがよいことがわかるだけでなく、医師に相談するときも、正確に情報を伝えることができます。

■食事を楽しくするポイント■

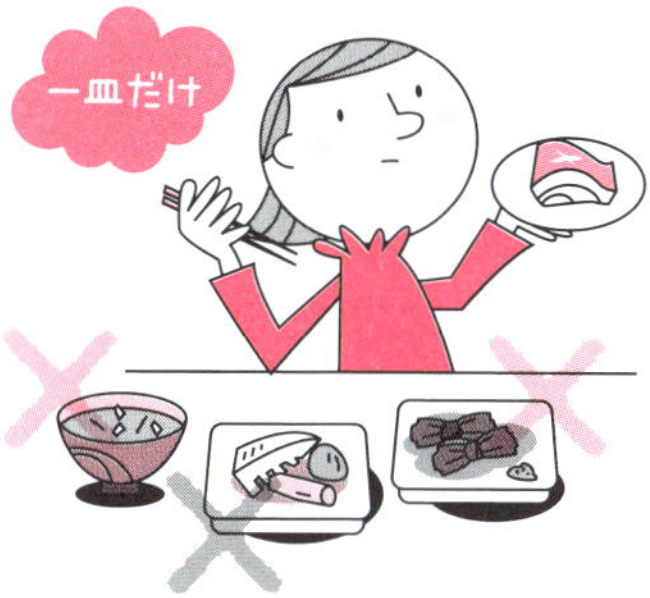
一皿だけ

無理をせず、体調やおなかの具合に合わせて、食べられるものから食べる

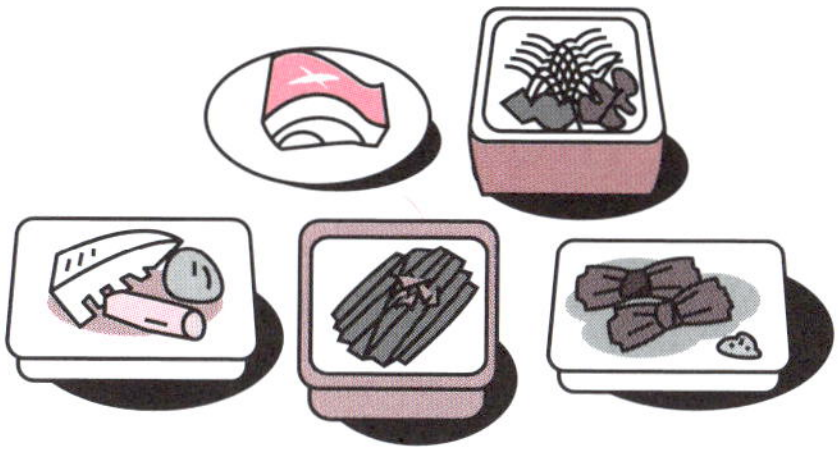

小皿に少量だけ盛り、食べられたことに達成感を感じられるようにする

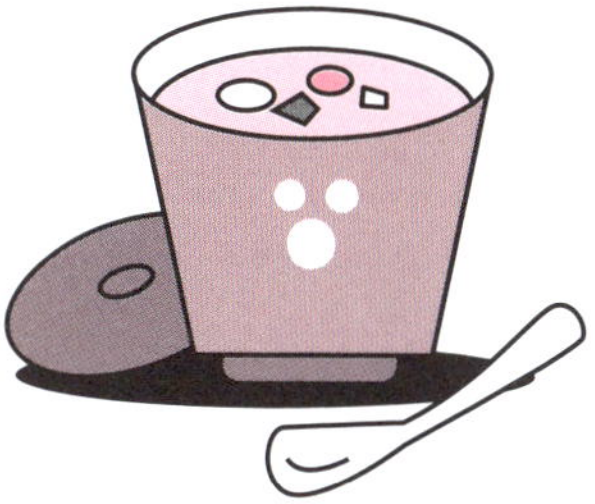

匂いが気になるときは、刺激の強い料理をひかえ、口当たりのよいものにする

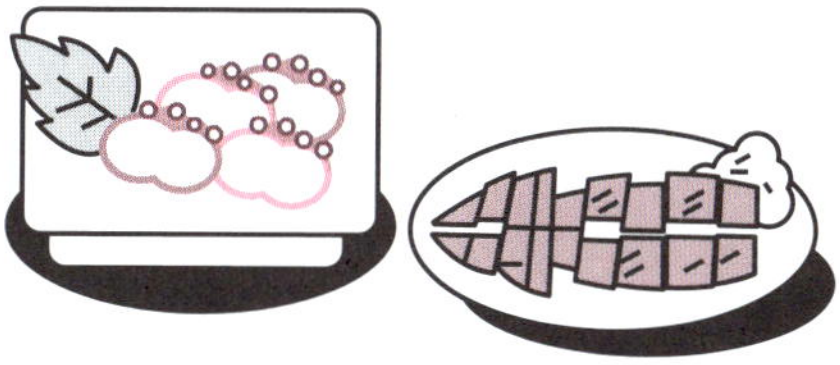

噛み切りにくいものは小さく切り、噛めないときは飲み込まない

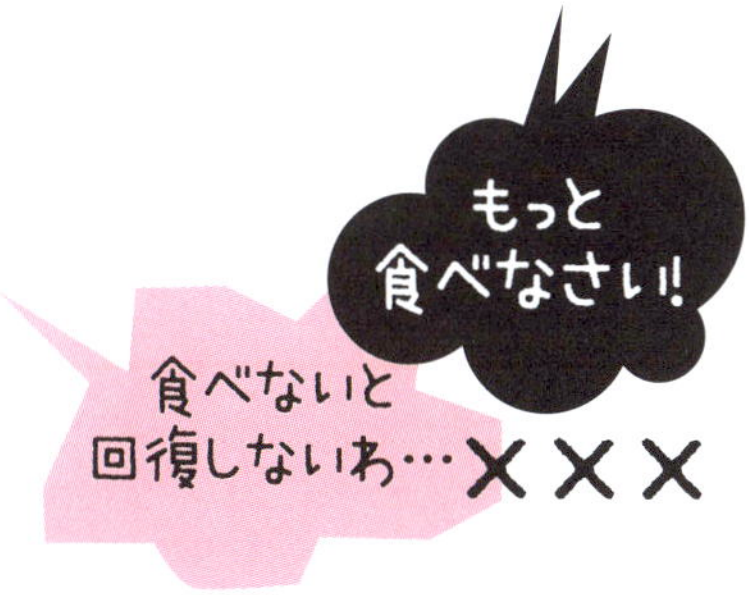
もっと食べなさい!
食べないと回復しないわ…

家族が「食べないと回復しない」などとプレッシャーを与えない

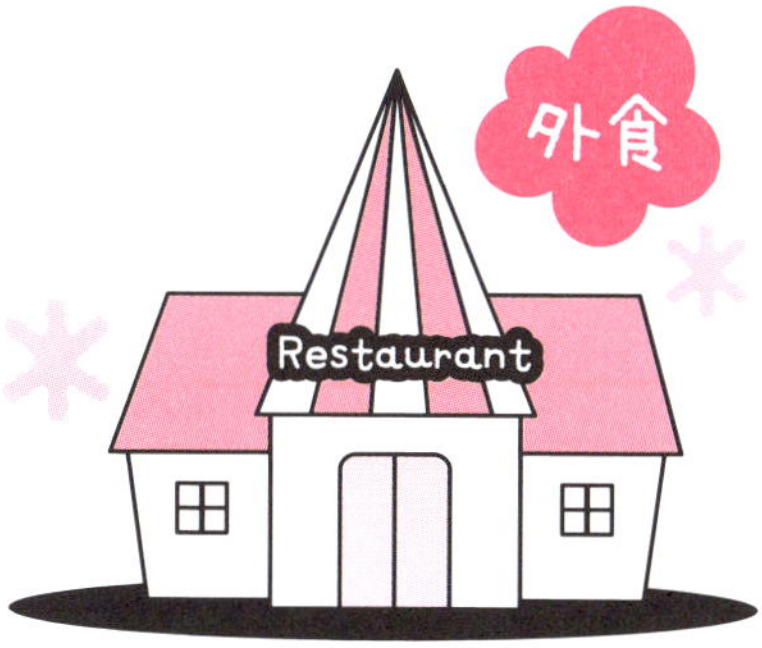
外食
Restaurant

気分を変えて外食にしてみる

食事の基本

回復してからの食事のポイント②

化学療法のために食欲がないとき

手術後、抗がん剤治療や放射線治療などの化学療法を継続して受ける患者さんもいます。治療の影響で食欲が低下することもありますが、副作用の強い時期が過ぎれば食欲は戻ります。

治療中、食欲がない場合は消化しやすい食事を心がけることと、食欲を増進させる演出が大切です。食べたいと思ったらすぐに食べられるように、好きなお菓子などをいつも身近においておくのも1つの方法です。食事の品数を多くして少量ずつ食器に盛りつけると、「見ただけでうんざり」といった見た目による食欲の低下が防げます。主食は酢飯にしたり、一口大のおにぎりにすると口にしやすいようです。

抗がん剤の副作用で飲み込みにくいとき

抗がん剤による副作用で、口内炎や喉の腫れ、飲み込む力の低下などによって、食欲はあっても食事ができにくくなることがあります。こうした場合は、魚や野菜などの食品をやわらかくよく煮ます。かたくり粉などを使ってとろみをつけると、飲み込みやすい食事になります。

ここが大事!!

●メニューなどを気軽に相談する

退院後の食事は体調の回復にとても重要です。どの程度食べてよいか、どんな食品に気をつけたらいいか、などを気軽に医師に相談しましょう。病院によっては栄養士などの専門スタッフがいることも多いので、具体的な献立や調理法などを相談することもできます。食欲がない場合、カロリーや塩分をひかえたい場合のおいしい献立などをアドバイスしてくれます。

■症状別の食事のとり方■

味覚異常があるとき

◆塩分を苦く感じることがあるので出し汁をきかせたり、酢やレモンの酸味などを味付けに用いる
◆甘味に敏感になるので、糖分を抑える
◆調味料を足しすぎて、味付けが濃くならないように注意する

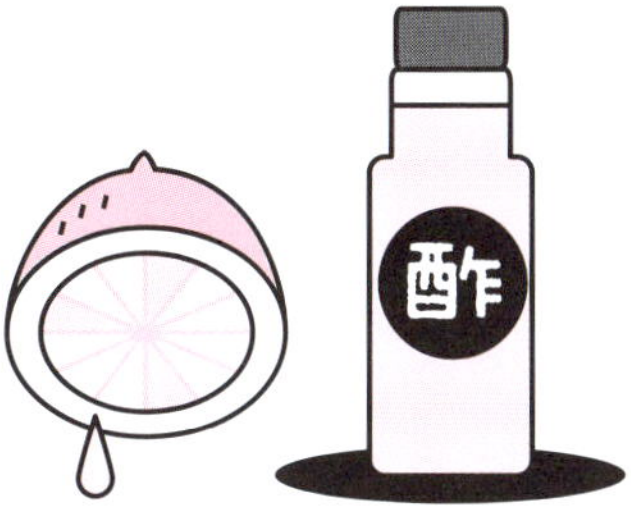

体重減少があるとき

◆少量でもエネルギーを摂取できる食品を少しずつとる
◆3度の食事の他、間食を取り入れて、1日のエネルギー量をとるようにする
◆はちみつやジャムなどの糖分や、油を使った料理を食べる

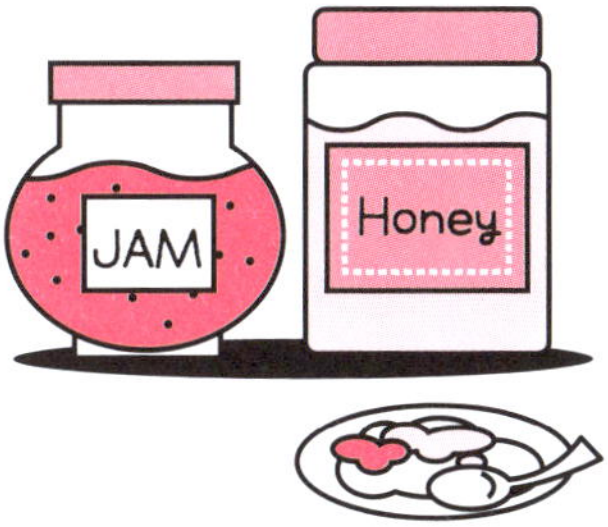

飲み込みにくい、むせやすいとき

◆誤って気道に入ると、肺炎を起こす危険があるので注意が必要
◆食事中にむせる場合は、上体を45~60度に起こし、あごを引いた姿勢で食事をする
◆やわらかく、水分の多い料理にし、固形のものはミキサーなどでペースト状にする

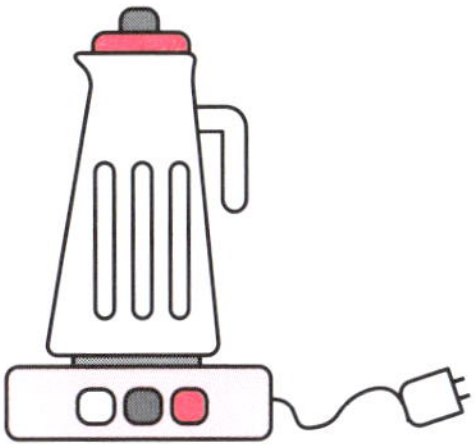

吐き気や嘔吐があるとき

◆匂いや見た目による場合もあるので、食材や調理法を工夫したり、温かいまま食卓に出さないなど気を配る
◆水分の多い野菜や果物、口当たりのよい卵豆腐やゼリー、冷や麦などを少しずつとる
◆それでも吐いてしまう場合は、1~2食抜いて、スポーツドリンクなどで水分とミネラルを摂取する

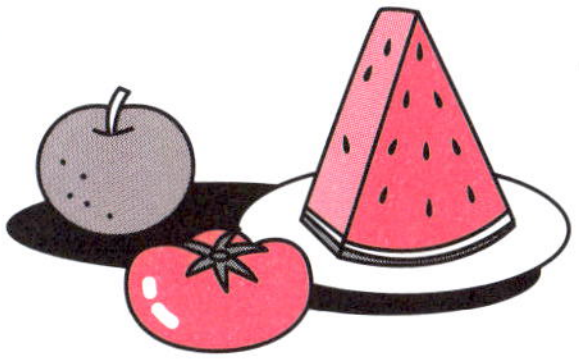

食事の基本

栄養バランスのよい食事とは

栄養摂取のめやすになる四群点数法

健康な人だけでなく、術後の患者さんにとっても、バランスのよい食事は大切です。

「**四群点数法**」は、食品を、その中に主として含まれる栄養素によって4つのグループに分け、それぞれの食品のエネルギー量80kcalを1点として、摂取エネルギーと栄養バランスを考慮していく方法です。

同じ栄養素でも、体調に合わせて適切な食品を選べば、全体的にバランスのとれた食事になります。

体調が悪いときに有効な栄養素

がんの治療中は、体内の慢性的な炎症によって、だるさや食欲不振が引き起こされることがあります。また、がん細胞から分泌されるPIFという物質が、筋肉を分解し、体重減少の原因になっていることもあります。

こうした場合に有効な栄養素が、青魚に含まれるEPAや、大豆やマグロの赤身などに含まれる分枝鎖《ぶんきさ》アミノ酸であると言われています。食事のバランスを考えながら、これらの栄養素を取り入れてみるとよいでしょう。

ここが大事!!

●栄養補助食品などの利用

体調が回復していないときや、胃切除の患者さんなど、少量の食事しかとれない場合、栄養素を補完するために、栄養機能食品や栄養補助食品(サプリメント)を利用するのもひとつの方法です。

しかし、それらに頼りすぎると、胃腸の働きが弱いままで、体調の回復が遅くなることがあります。

また、健康食品や代替療法には、医療費よりも高額なものもあるので、納得した上で選びましょう。

■四群点数法■

主な栄養素を基本に、食品を４つのグループに分け、各食品のエネルギー量「80kcal＝1点」として換算。１日20点（品目）を基本の点数とする。第１群（乳／乳製品・卵）、第２群（魚介・肉・豆製品）、第３群（野菜・果物）から、それぞれ３点摂取することを優先し、残りの11点を、第４群（穀物・砂糖・油脂）から摂取する。少量しか食べられない場合でも、バランスよく栄養を摂取できる。

【第1群】

良質たんぱく質が豊富な乳／乳製品、卵

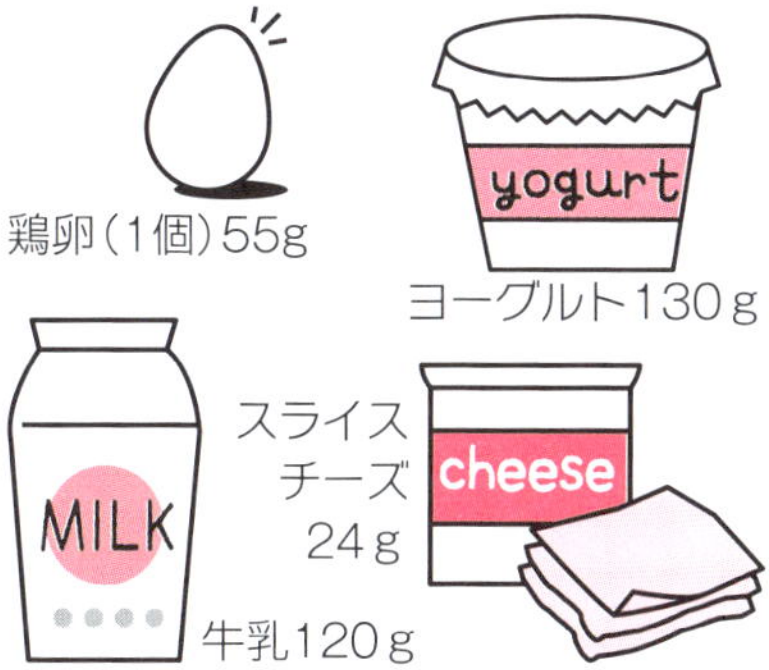

【第2群】

良質たんぱく質を豊富に含み、主菜となる魚介、肉、豆／豆製品

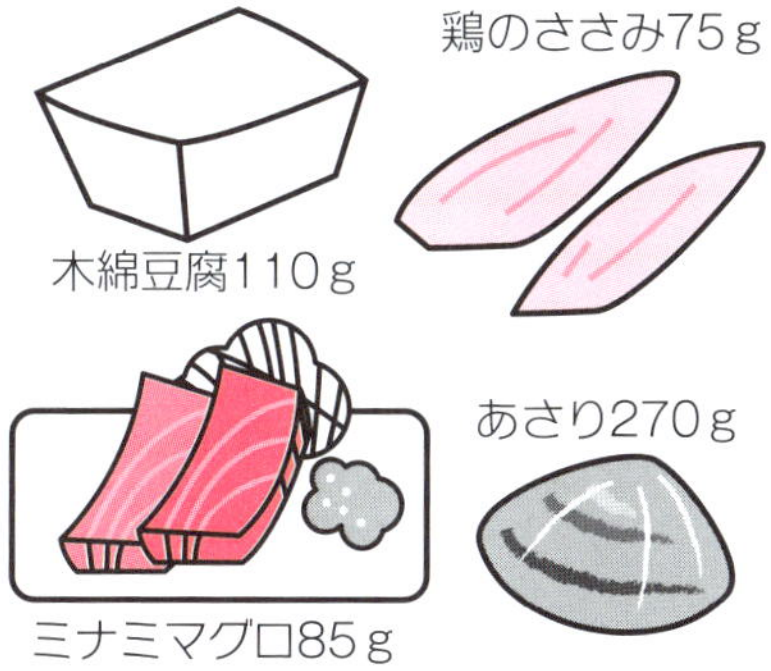

【第3群】

ビタミン、ミネラルを含む野菜、芋、果物

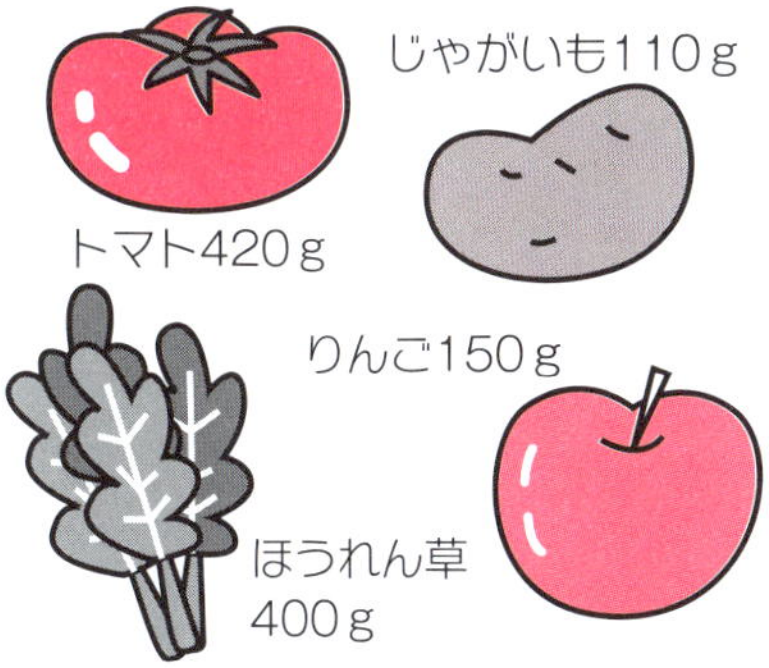
じゃがいも110ｇ
トマト420ｇ
りんご150ｇ
ほうれん草400ｇ

【第4群】

活動のエネルギーとなる穀物、砂糖、油脂、その他

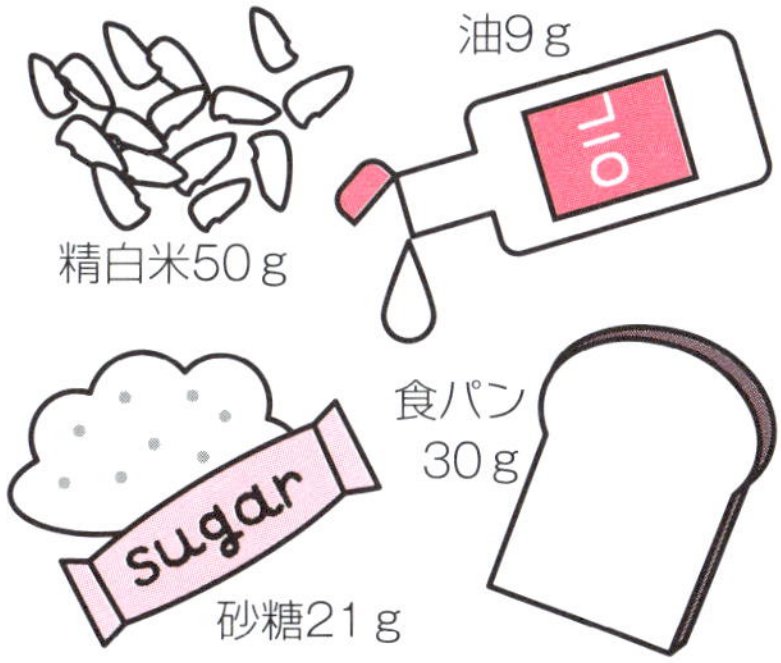
油9ｇ
OIL
精白米50ｇ
食パン30ｇ
sugar
砂糖21ｇ

※各食品の表示グラム数は「80kcal＝1点」のめやす

食事の基本

お酒や外食などでの注意

お酒やコーヒーは適量にする

体調が回復してきたら、少量のアルコールであれば飲んでも構いません。ただし、つい量が増えすぎて、他の臓器に負担がかからないよう、1日の摂取量の上限を決めておきましょう。

日本酒なら1合、ウイスキーはダブルで1杯、ワインはグラス1杯以下にとどめ、週に2日は飲まない日をつくるとよいでしょう。食事といっしょに楽しむ程度なら問題ありません。

胃切除をした場合は、アルコールがすぐに小腸に流れ込み吸収されるため、酔いやすくなることを覚えておきましょう。

外食時は油脂類と香辛料に注意

食欲がないときは、気分転換に外食も楽しいものです。ただし、中華料理や洋食、ファーストフードなどには多量の油脂類を使ったものが多く、下痢を起こしやすくなります。

また、刺激の強い香辛料などは、排便回数を増やす傾向があります。

外食する場合は、油脂類や香辛料の少ない料理を選びましょう。

ここが大事!!

●炭酸飲料はひかえる

胃や腸の手術を理由に禁酒の必要はありませんが、退院直後や、下痢や便秘のときは、アルコールをひかえましょう。

また、ビールなど炭酸を含む飲料は、おなかが張って食事の量が減るだけでなく、軟便や下痢を引き起こすことがあります。胃の手術をした場合は、げっぷをうまく出せなくなります。食事の栄養バランスを崩し、体調回復を遅らせることにもなるので、水分補給のときにも、炭酸の入っていない飲み物を選びましょう。

■アルコールや飲料での注意■

- カフェインを含む
お茶やコーヒーを飲み過ぎない
- アルコールは適量にし、
飲まない日を設ける
- 下痢や便秘のときは
アルコールを飲まない
- ビールや炭酸飲料はひかえる

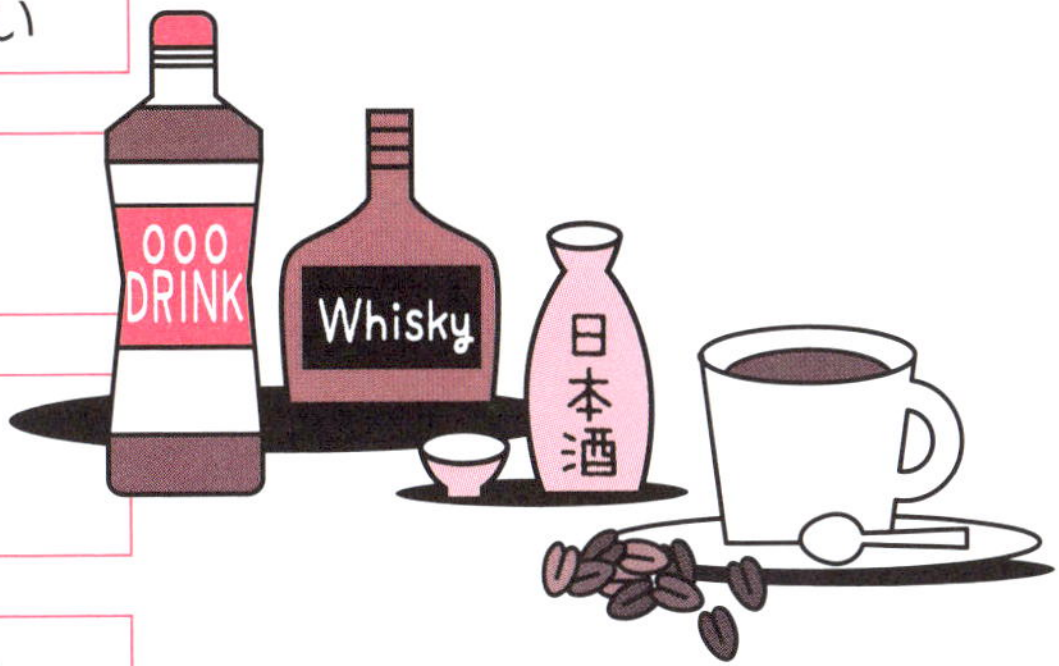

■外食での注意■

油脂類の多い料理

揚げ物

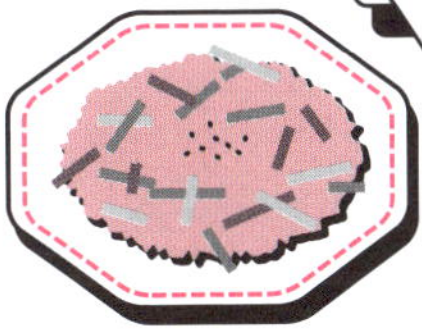
中華料理

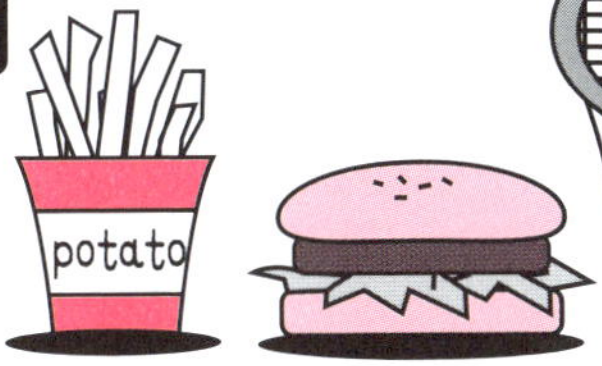

ファーストフード

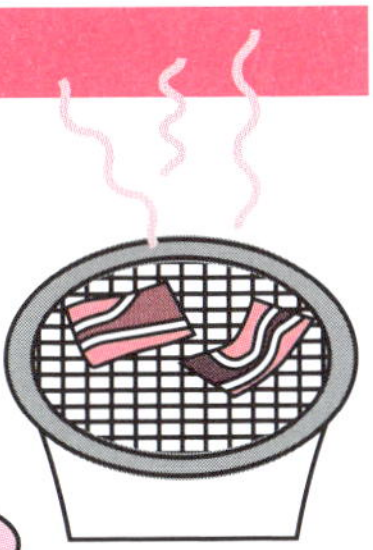
焼肉

刺激の強い料理

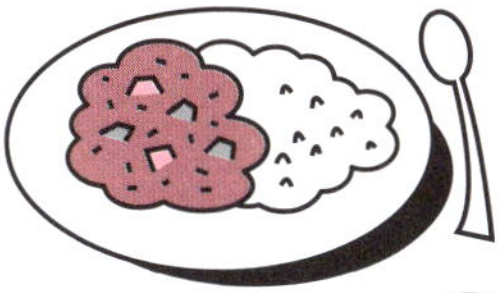
カレー

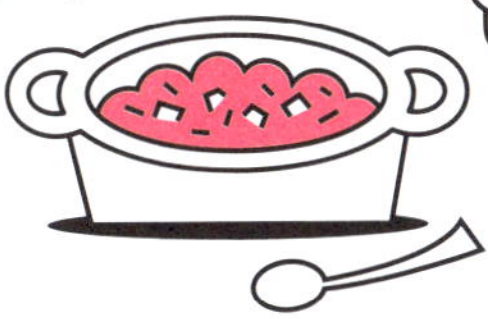
激辛料理

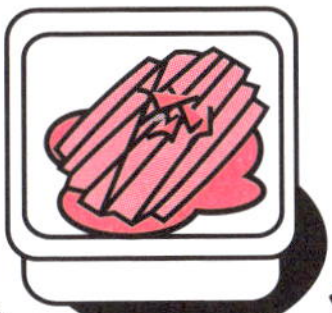
キムチ

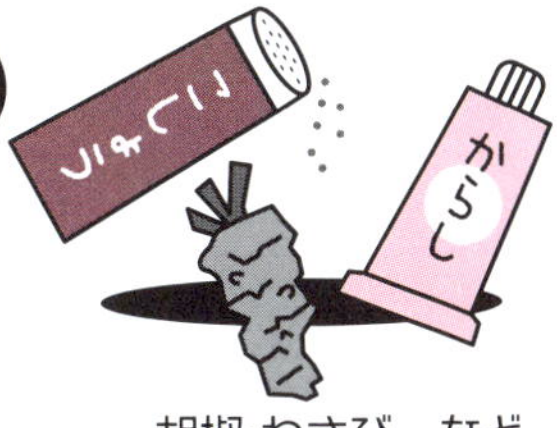

胡椒・わさび　など

食品
胃がん

胃がんの療養中にとりたい食品・避けたい食品

より適した食品選びがQOLを向上させる

胃の手術後は、体調さえ回復すれば食事制限もなく、栄養のバランスを考えて楽しく食事をすることが第一です。しかし、同じ栄養素を摂取する場合でも、積極的に摂取したい食品や、量や調理法に注意したい食品、できるだけひかえておきたい食品があります。

下痢や便秘を起こしたり、他の臓器に負担をかけたりして、回復が遅れたり、食事が楽しくとれないことがないよう、療養生活により適した食品を、意識して献立に取り入れましょう。

胃酸分泌の減少に対処するための栄養素

胃を切除すると、胃酸の分泌量が減少し、食べ物を消化しにくくなるほか、鉄分やビタミンB12、カルシウムなどの吸収が悪くなります。

その結果、鉄欠乏性貧血や骨障害を引き起こすことがあるため、これらの栄養素を含む食品はできるだけ摂取するようにしましょう。

また、カルシウムの吸収を助けるビタミンDを生成するためには、ビタミンDが含まれる食品を食べて、日光浴することが大切です。

ここが大事!!

●牛乳で腹痛を起こす場合

カルシウムを豊富に含む食品の代表が、牛乳です。

牛乳は、筋肉など体をつくるたんぱく質だけでなく、脂肪分も多く、水分補給もできる、理想的な食品の1つです。

しかし、胃を切除した後、人によっては、牛乳を飲むとおなかがゴロゴロと鳴り、腹痛や下痢を起こすことがあります。

術後1～3カ月で、このような症状がみられる場合は、乳製品を避け、医師に相談しましょう。

術後、すすめられる食品

●カルシウムを多く含む食品

・カルシウムの吸収にはビタミンDが必要
・ビタミンDは、食品に含まれる成分をもとに、日光によって皮膚でつくられる

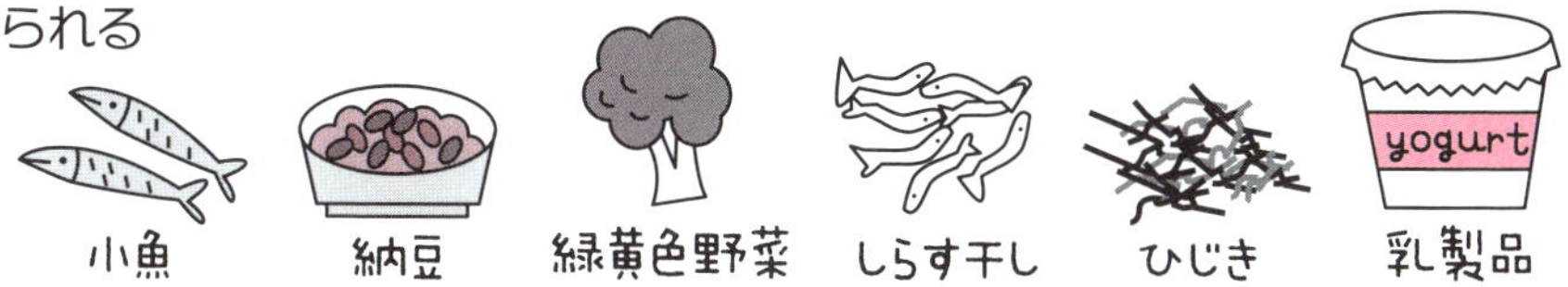
小魚
納豆
緑黄色野菜
しらす干し
ひじき
yogurt
乳製品

●鉄分を多く含む食品

・鉄は、酸素を全身の細胞に運び、エネルギー代謝を助ける
・鉄分の吸収を助けるビタミンCもいっしょにとる

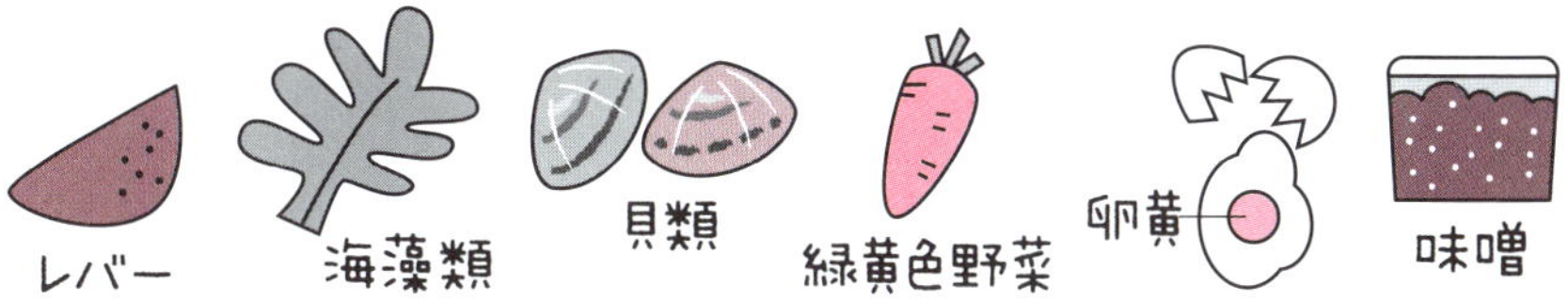

●たんぱく質を多く含む食品

・たんぱく質は体を構成する体細胞の主成分で、毎日補充が必要
・牛乳は理想的な食品だが、冷たいまま一気に飲むと下痢の原因となるので、温めて飲むほうがよい
・大豆製品は、豆腐や納豆など、消化のよい加工品で摂取する

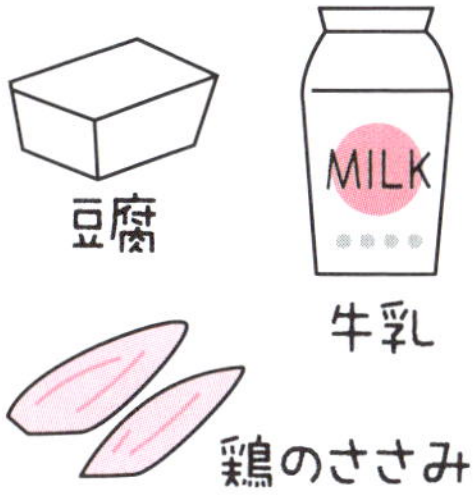
豆腐
MILK
牛乳
鶏のささみ

●炭水化物を多く含む食品

・炭水化物は、たんぱく質や脂質ほど消化器に負担をかけずに、エネルギーを得ることができる
・ただし、よく噛んでゆっくり食べないと、低血糖症状を起こすことがあるので注意する

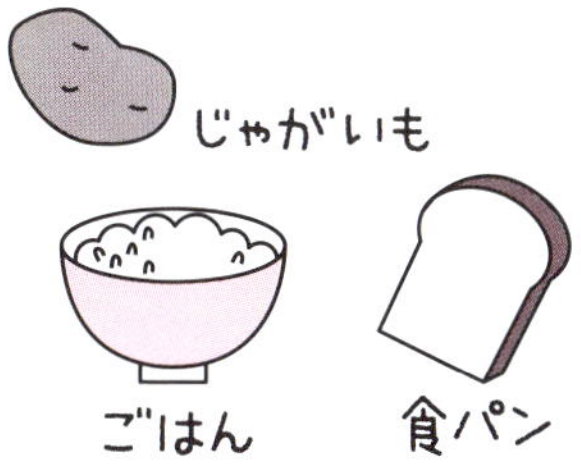
じゃがいも
ごはん
食パン

●ビタミンDを多く含む食品

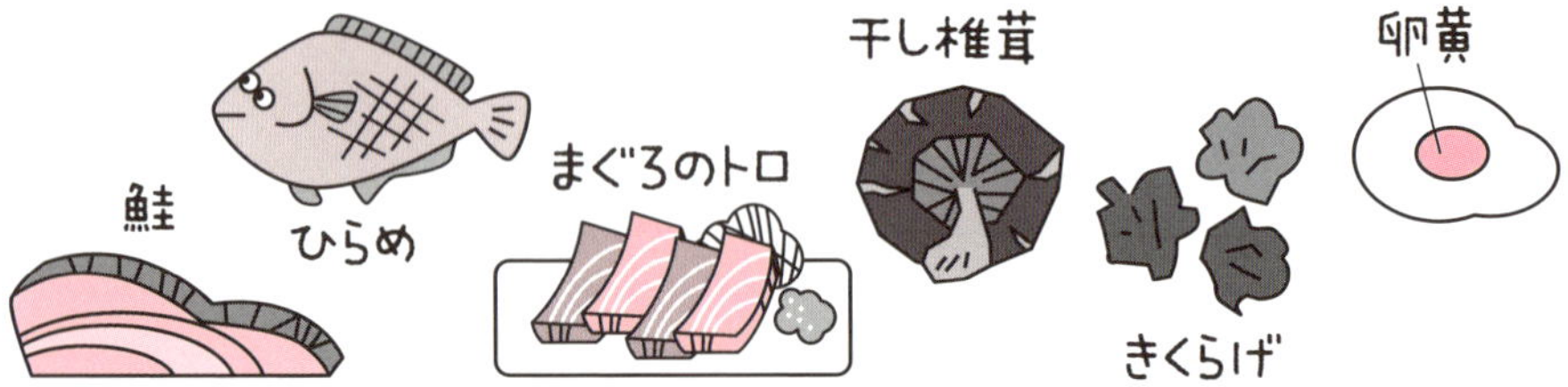

●ビタミンCを多く含む食品

ピーマン
レモン
いちご
ブロッコリー
焼き海苔
わかめ

術後、量や調理法に気をつけたい食品

●食物繊維が非常に多い食品

・便通を整えるためにも摂取したいが、よく噛まないで飲み込むと、腸で詰まることがある
・細かく切って調理し、適量を食べる

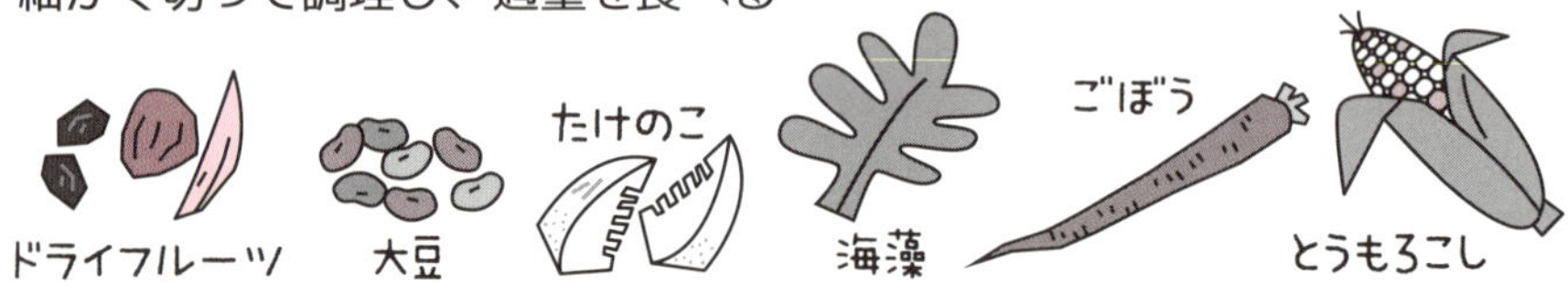

ドライフルーツ
大豆
たけのこ
海藻
ごぼう
とうもろこし

●油分が多い食品

・適量の脂質はエネルギーとなり、細胞膜の材料として必要だが、とり過ぎると下痢や腹痛を起こしやすい

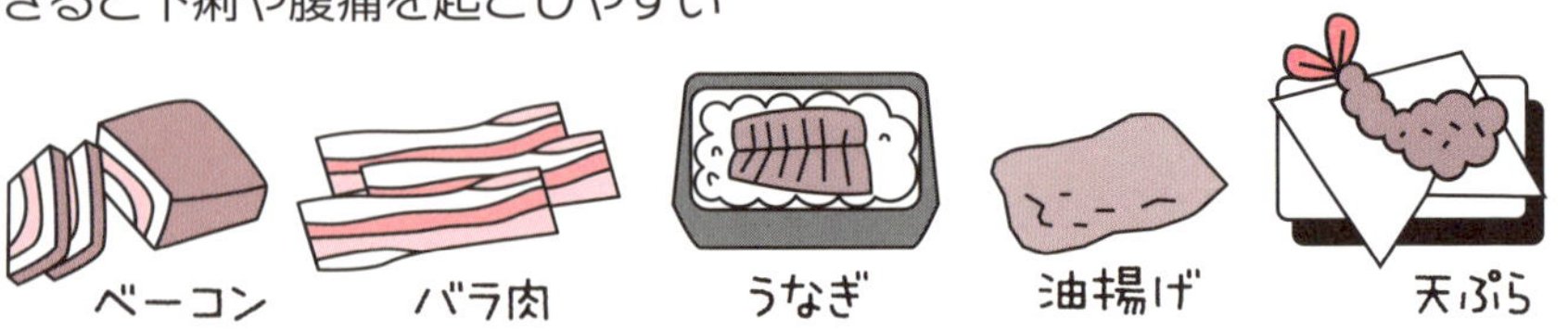

ベーコン
バラ肉
うなぎ
油揚げ
天ぷら

●タンニンを多く含む食品

・たんぱく質の凝固作用が強く、便秘になったり、鉄分の吸収を妨げることがあるので、とり過ぎに注意する

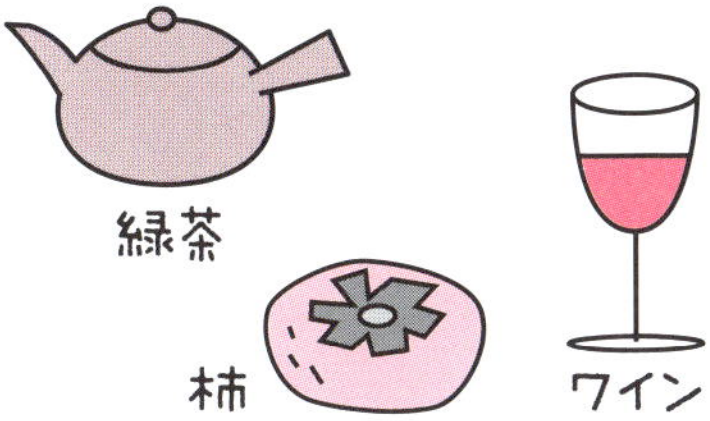

●刺激物やカフェインを含む食品

・刺激物をとり過ぎると、粘膜を傷つける恐れがあり、下痢や腹痛を起こす
・カフェインには利尿作用があるため、とり過ぎに注意。コーヒーや紅茶を飲むときは、ミルクを入れるとよい

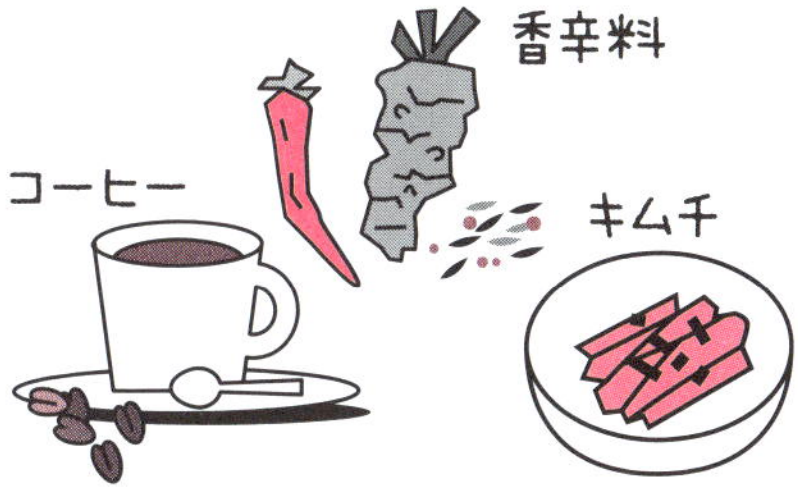

術後、ひかえたほうがよい食品

●消化の悪い食品

・大豆は、たんぱく質や食物繊維を豊富に含むが、炒り豆や煮豆などでは消化が悪いため注意が必要
・強い塩分や糖分で水分が抜けた漬物、干物、佃煮も消化が悪い食品の１つ
・餅や赤飯など、粘り気があって小さく噛み切れないものは消化が悪い

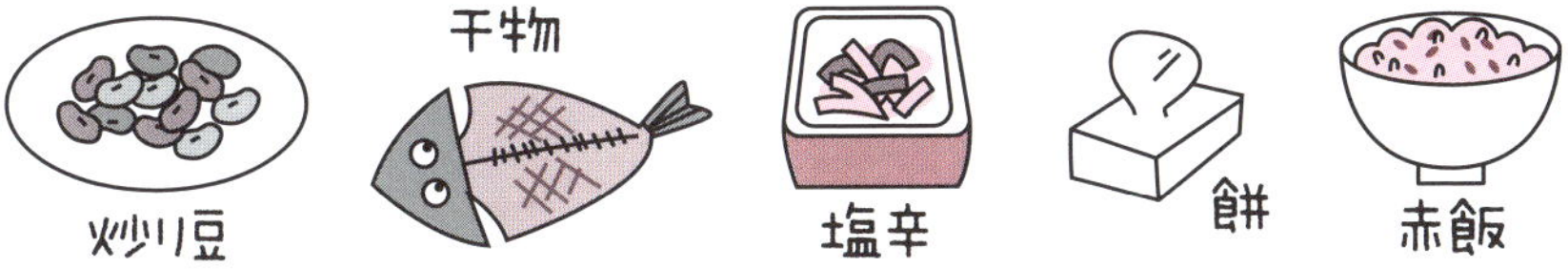

●炭酸飲料

・胃の切除後は、げっぷを出しにくい
・おなかがふくれて、必要な食事がとれないことがある

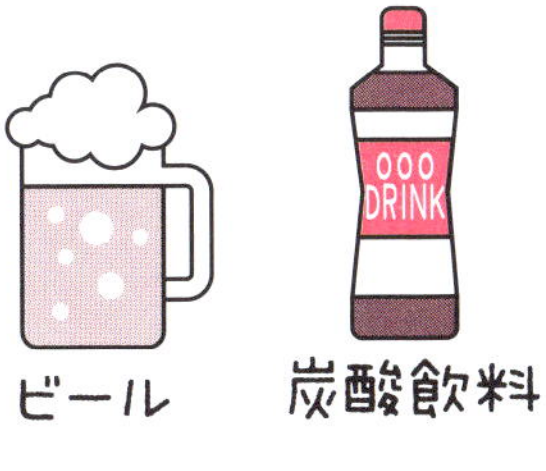

大腸がんの療養中にとりたい食品・避けたい食品

下痢や便秘のときに適した食品

大腸を手術すると、水分を吸収しにくくなるため、軟便や下痢になったり、消化物を排泄するように送り出す蠕動《ぜんどう》運動《うんどう》に障害がおこるため、便秘になったりします。

下痢の場合は、消化しやすく、温かく調理した食品を摂取し、油脂類をひかえ、腸の粘膜を刺激する香辛料などは避けましょう。

また、便秘の場合は、水溶性の食物繊維を多く含む果物や、牛乳や乳酸菌飲料を摂取すると効果があります。

注意したい食物繊維とガスを発生する食品

食物繊維を発酵するのも大腸の役割ですが、手術によってこの機能が低下するため、術後3カ月は、食物繊維の多い食品をひかえましょう。

その後、食物繊維の多い食品を摂取する場合も、細かく切って、やわらかく煮たものを少しずつ試し、次第に適量をとるようにしましょう。

また、ガスが発生しやすい食品は、おなかが張りやすくなり、とくに術後しばらくは、創《きず》の痛みを引き起こすことがあるので、避けておきましょう。

ここが大事!!

●果物に含まれる食物繊維

食物繊維には、水溶性食物繊維と不溶性食物繊維があります。

水溶性食物繊維は、水に溶けるとゲル状になり、胃の中の食べ物を包み込んで、胃腸をゆっくりと移動します。

また、不溶性食物繊維は、水に溶けずに、そのままおなかの中で膨れて排出されます。

果物には、水溶性食物繊維を含むものが多くあり、効果的に糖質がとれるため、術後でも、あまり神経質にならずに摂取してよいでしょう。

術後、すすめられる食品

●消化がよい食品

・退院後、すぐにでも食べられる

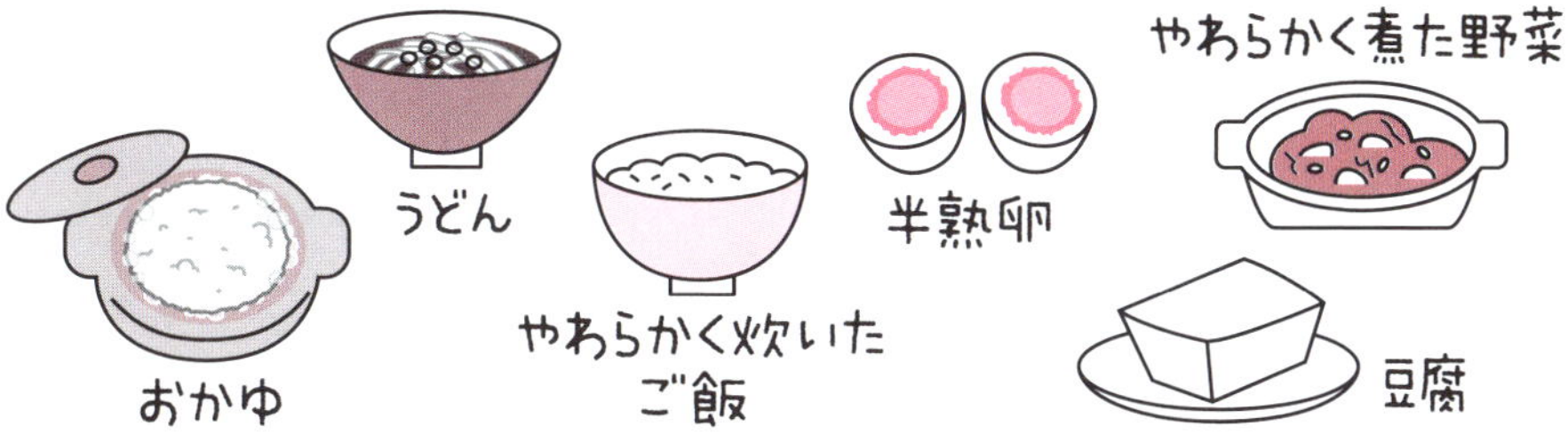

●たんぱく質を含む食品で適しているもの

・消化器に余分な負担をかけず、良質なたんぱく質を摂取するために、低脂肪の食品を選ぶ

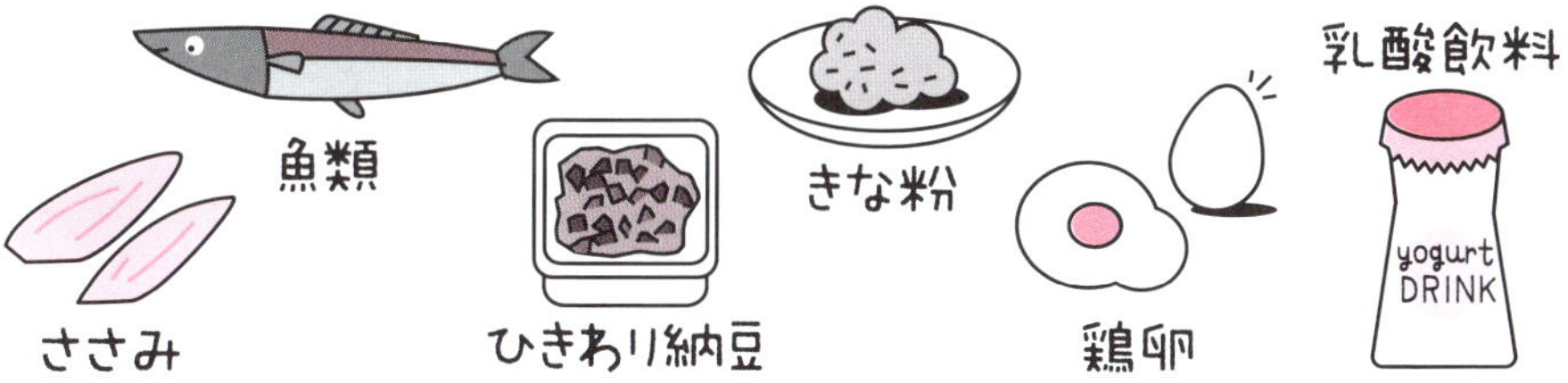
乳酸飲料
yogurt DRINK
魚類
きな粉
ささみ
ひきわり納豆
鶏卵

●炭水化物（糖質）を多く含む食品で適しているもの

・消化器にあまり負担をかけずに、エネルギーを得られる
・穀物には、炭水化物のほか、植物性たんぱく質、脂質、ビタミン、ミネラル、食物繊維が含まれていて、栄養が豊富

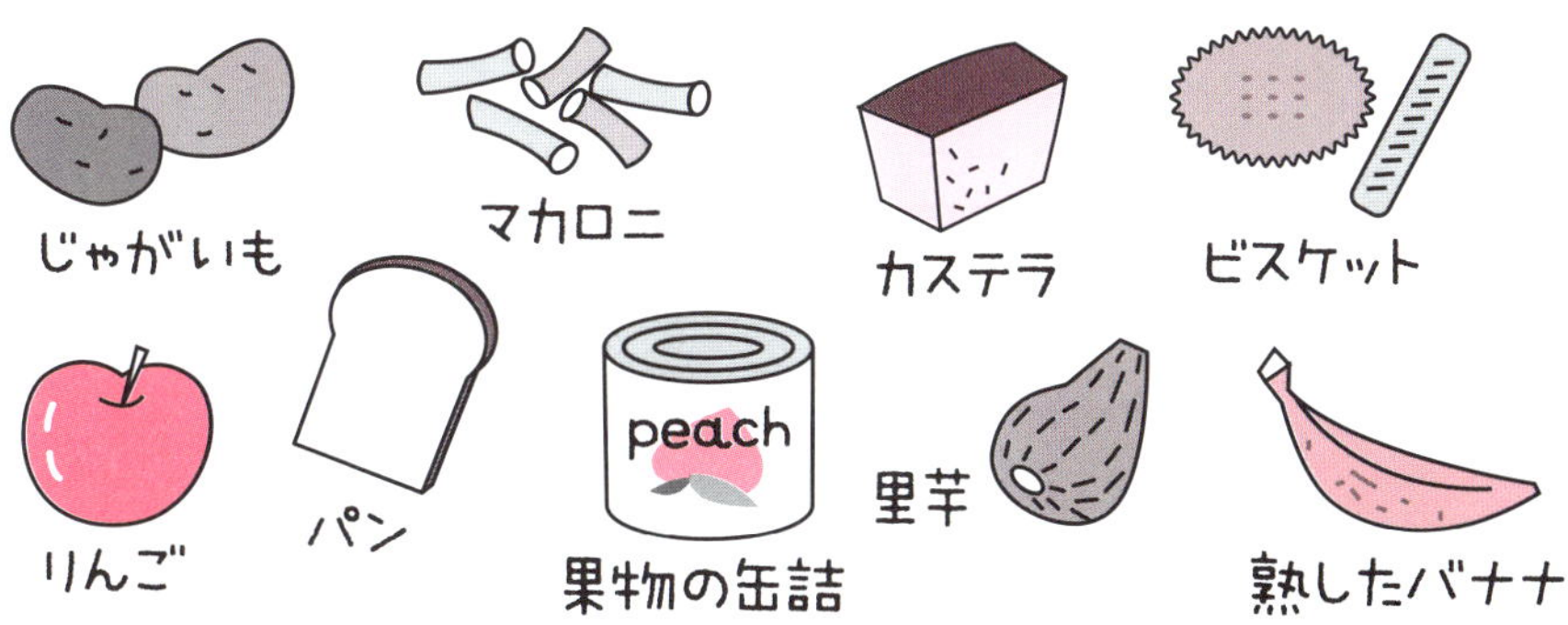

●脂質を多く含む食品で適しているもの

・効率のよいエネルギー源で、細胞膜や神経組織の構成要素となる

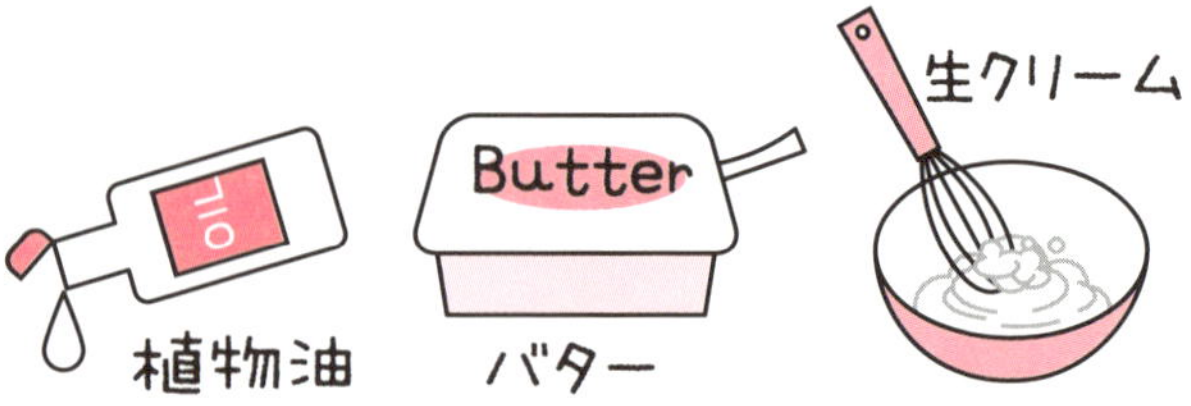
OIL
Butter
生クリーム
植物油
バター

●ビタミン・ミネラルを多く含む食品で適しているもの

・ビタミンBは、たんぱく質を多く含む食品や穀物などにも含まれる
・内臓粘膜の修復に欠かせないβ-カロテンや、体細胞の合成や免疫体の働きを助けるビタミンCは緑黄色野菜に多く含まれる
・これらをやわらかく煮たり蒸したりして、食べやすくする

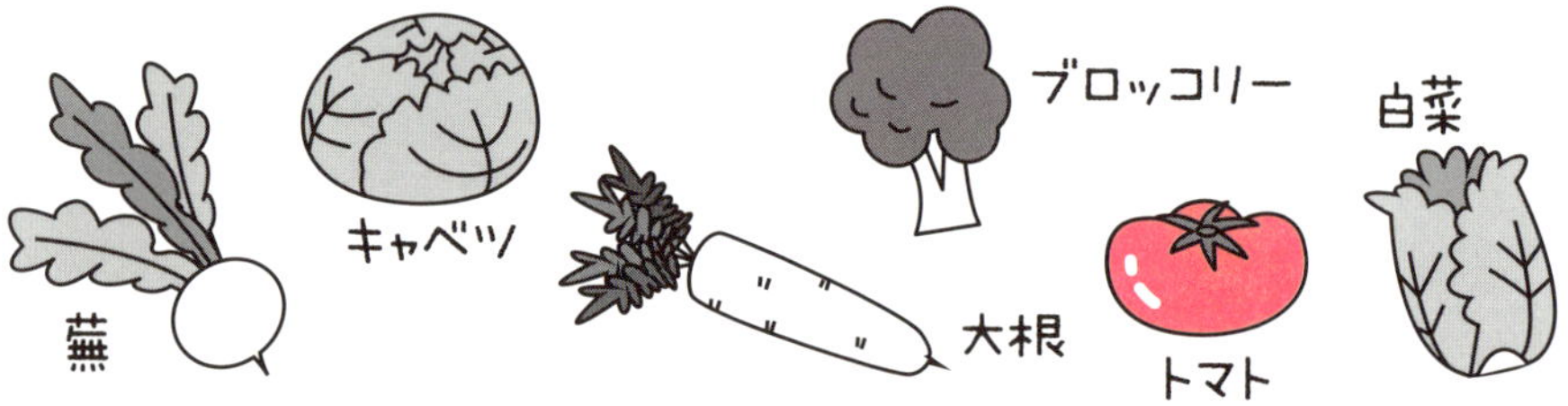
ブロッコリー
白菜
キャベツ
蕪
大根
トマト

術後、食べる量に気をつけたい食品

●消化が悪い食品

・食べ過ぎると、下痢や腸閉塞の原因となる
・細かく切って、やわらかく煮るなど、調理を工夫する

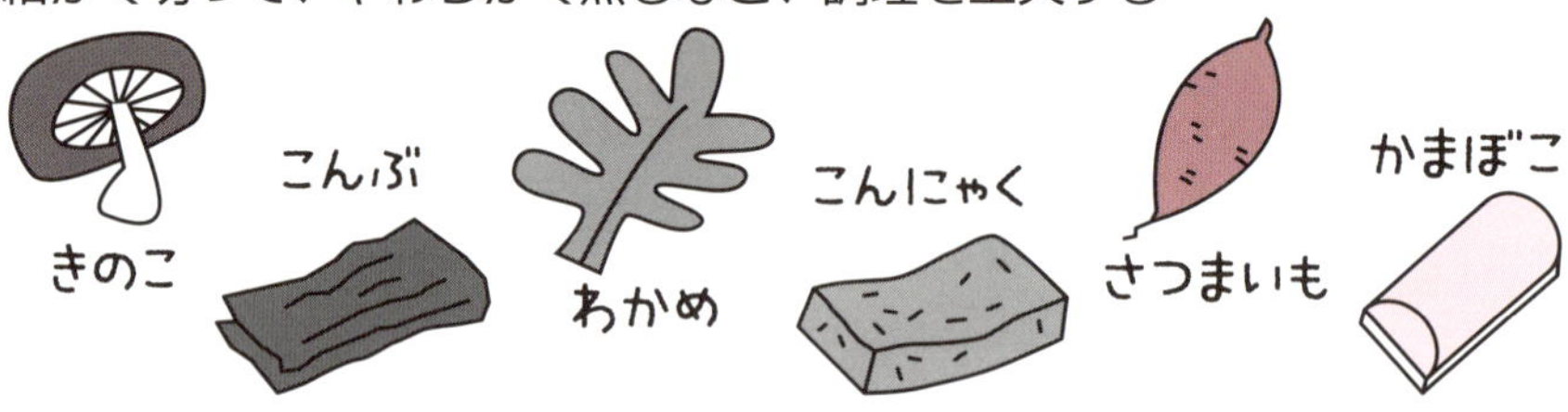
こんぶ
きのこ
わかめ
こんにゃく
さつまいも
かまぼこ

●刺激物や油脂類を多く含む食品

・腸の粘膜を刺激するものに注意する

●食物繊維が非常に多い食品

・術後3カ月はひかえる
・調理を工夫し、少しずつ食べ慣らしていく

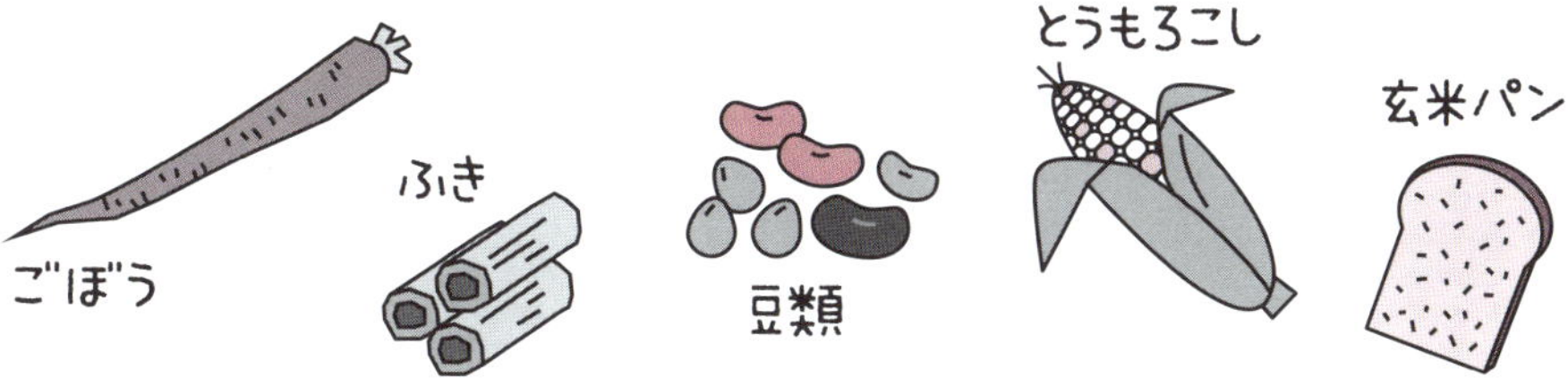

●おならや便の臭いを強くする食品

・術後、腸内の菌の数や種類の比率が変わることで、おならや便の臭いが強くなることがある

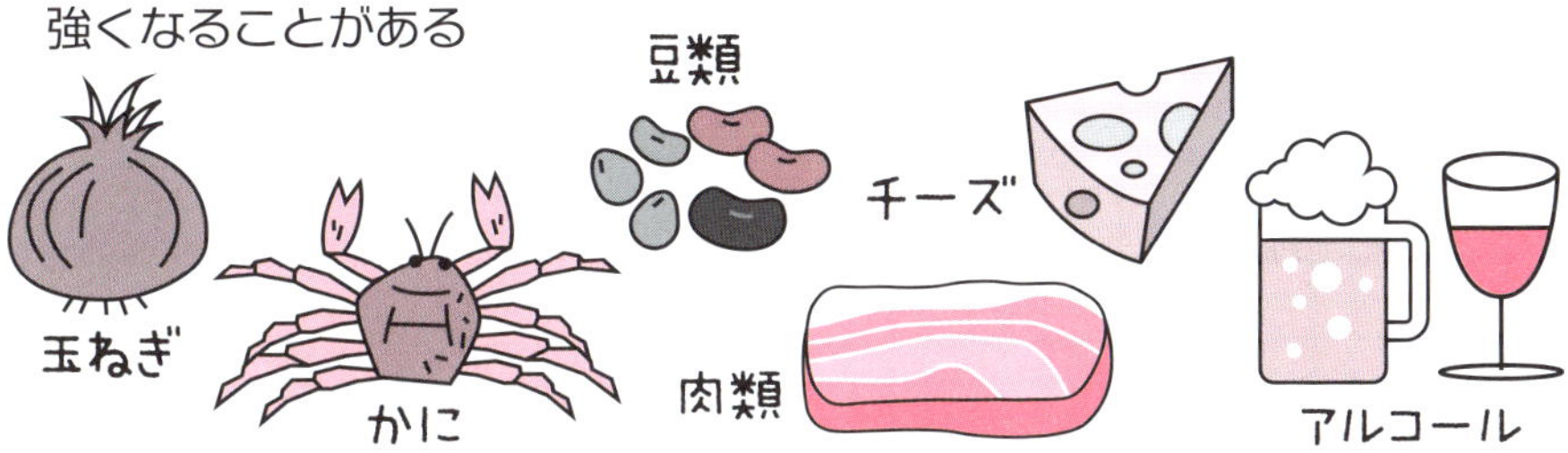

術後、ひかえたほうがよい食品

●ガスを発生しやすい食品

・おなかが張りやすくなり、術後しばらくは手術の創が痛むことがある

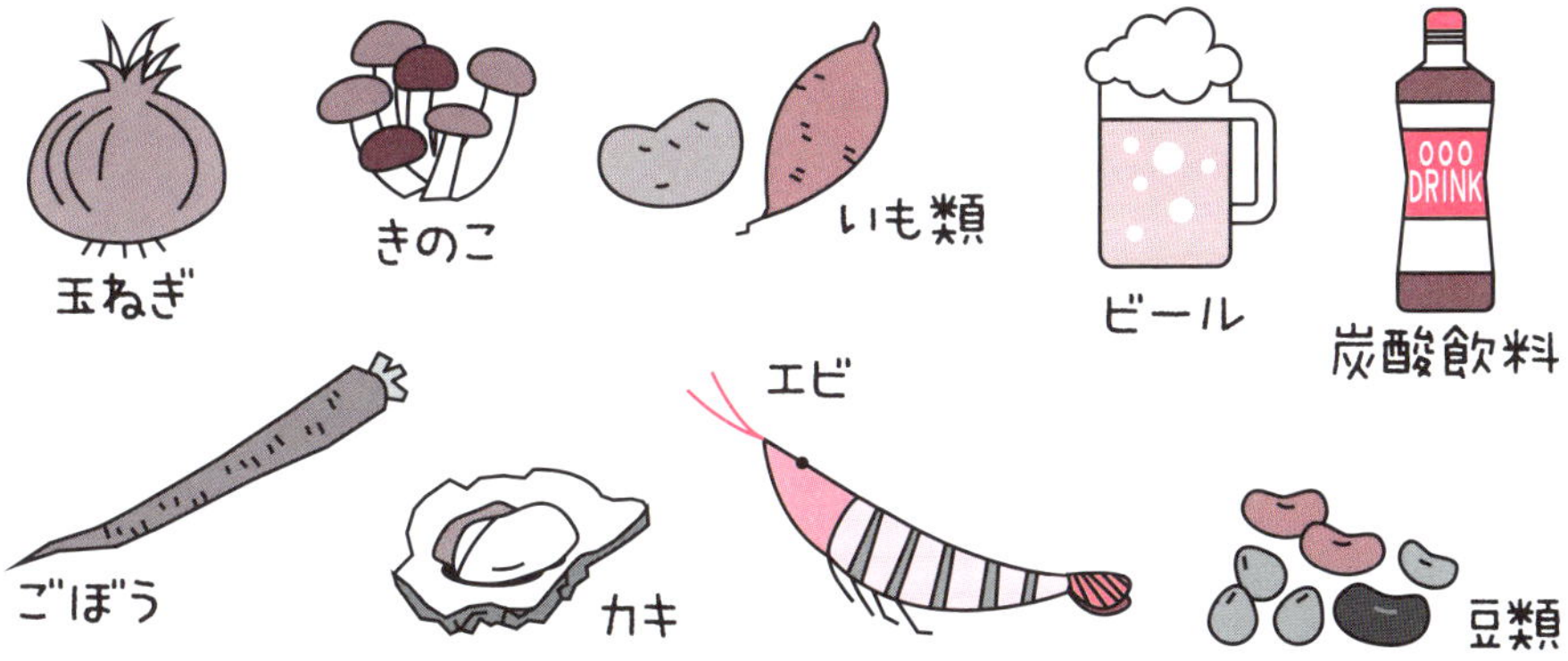

排泄

排泄のトラブルを克服するために

開腹手術につきものの下痢や便秘症状

大腸の手術によって腸の働きが低下したり、胃の手術によって腸の**蠕動運動**《ぜんどううんどう》が過剰になったりすると、下痢や便秘が起きやすくなることがあります。

下痢や便秘は、徐々に治まってくるので心配はいりませんが、これらの症状を軽減させるには、規則正しい生活が大切です。

また、抗がん剤や鎮痛剤などの副作用で、下痢や便秘を起こしたりすることがあります。この場合、下痢止めや緩下剤《かんげざい》を併用することも必要なので医師に相談しましょう。

規則正しい生活で排便リズムを整える

1日3食、バランスのよい食事をし、適度に体を動かす。体調に合わせた適量の食物繊維をとり、十分な水分補給をするほか、おなかのマッサージも効果があります。

また、便意のあるときは我慢せず、できるだけ決まった時間にトイレに行き排泄する習慣をつけましょう。

毎日の食事内容の記録とともに、排便の時間や状態についても記録しておくと、体調管理に役立ちます。

ここが大事!!

●切除部分によって異なる排便

大腸の手術の場合、切除部分によって、排便の状態が異なります。肛門に近い直腸やS状結腸を切除すると、便をためておくことができなくなるため、1日の排便回数が多くなります。(頻便)

また、結腸の場合はある程度切除しても排便の問題はありません。

■排便リズムを整えるためのポイント■

おなかのマッサージ

◆おなかに大きく「の」の字を書いて、大腸の場所をなぞるようにマッサージする
◆腹部や腰を温めて、血流をよくする

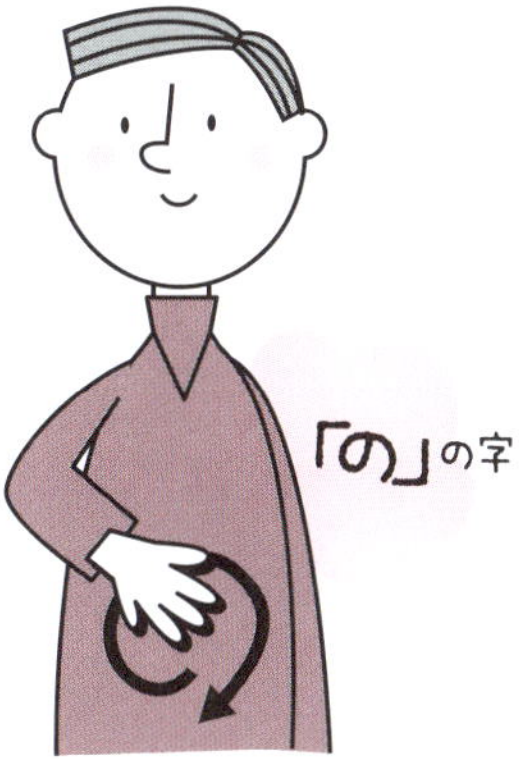

適量の食物繊維をとる

◆回復状態に合わせて、適量の食物繊維をとる
◆1日3食、バランスのよい食事をする
◆体を動かした後や食間に十分な水分補給をする

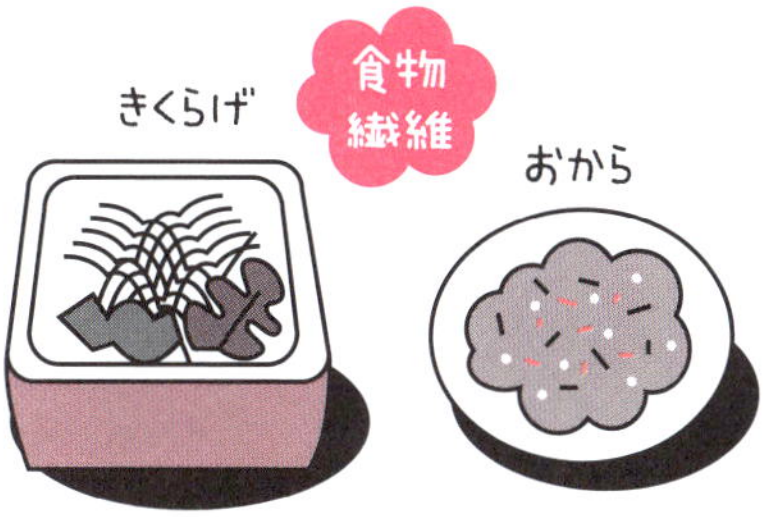

規則的な排便習慣

◆便意を感じたら我慢しない
◆決まった時間にトイレに行く
◆胃が膨らむと、大腸が反射的に収縮し、便を送り出そうとする（胃・結腸反射）ため、朝食後は排便習慣をつけやすい

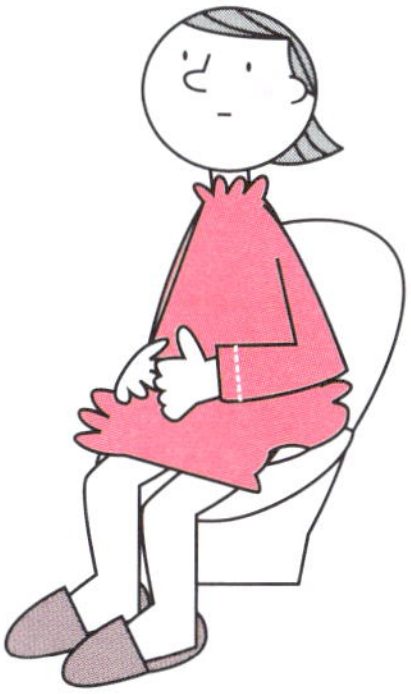

体を動かす

◆生理的なリズムを整えるためにできるだけ体を動かす
◆腹筋が弱いと、大腸が緩んで、いきむ力が弱くなる

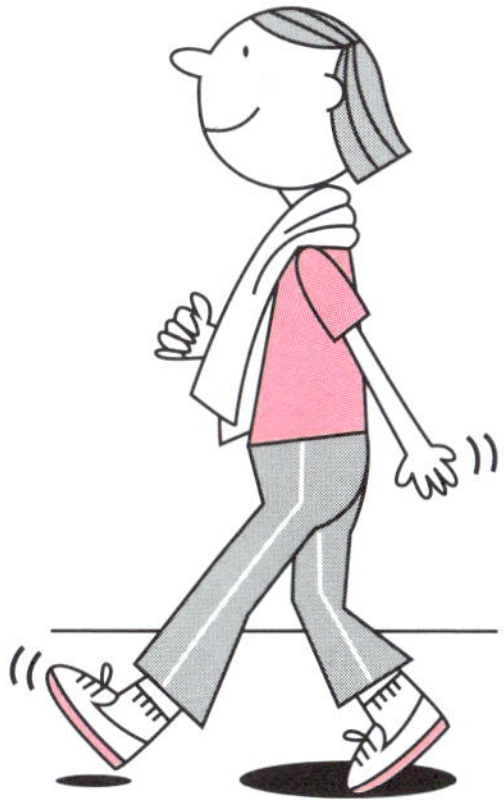

排泄

下痢の症状を緩和するために

下痢が引き起こす脱水症状に注意する

下痢は、手術による腸の働きの低下や、胃の摘出手術のほか、一部の抗がん剤による消化管への副作用、腹部への放射線治療、ストレス、食事の内容などによっても起こります。

下痢が続くと、食事が思うように食べられず栄養不足になるだけでなく、脱水症状になることがあるため、注意が必要です。

のどの渇きやめまい、ふらつき、倦怠感、尿の量が少なくなるなどの脱水症状が現れる前に、電解質を含むスポーツドリンクなどを摂取し、水分補給に努めましょう。

下痢のときは体を温め、安静にする

下痢のときは、腹部を締め付けるような服やベルトを緩め、安静にして、体を温めましょう。また、栄養価が高く、かつ消化器に負担のかからない食事をとるように心がけましょう。

症状がひどい場合は、医師に相談して、整腸剤や下痢止め薬を処方してもらいましょう。ただし、改善したら使用を止めること。使い続けると、頑固な便秘になることがあります。

ここが大事!!

●肛門周辺を清潔に保つ

下痢便の多くは酸性で、消化酵素を含んでいるため、症状が長引くと、肛門の周囲の皮膚がただれてくることがあります。下痢のときは、トイレットペーパーで肛門を強くこすらないようにしましょう。

弱い水圧で温水洗浄便座を使用したり、ぬるま湯で洗い流した後、やわらかいトイレットペーパーや布で、やさしく拭くとよいでしょう。

また、失禁パッドなどを利用していて漏らしてしまったときは、すぐに取り替えましょう。

■下痢になったときのポイント■

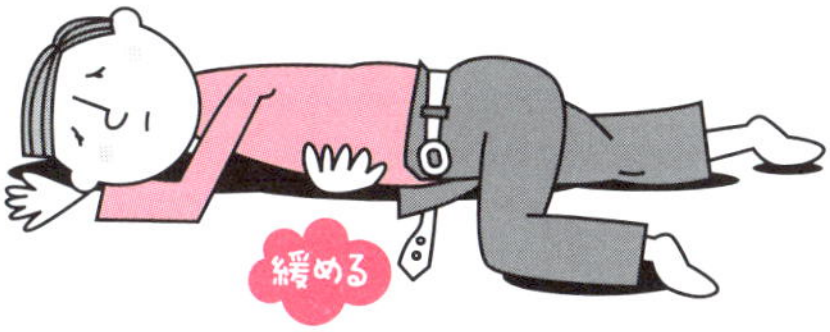

腹部を緩める（衣服、ベルト）

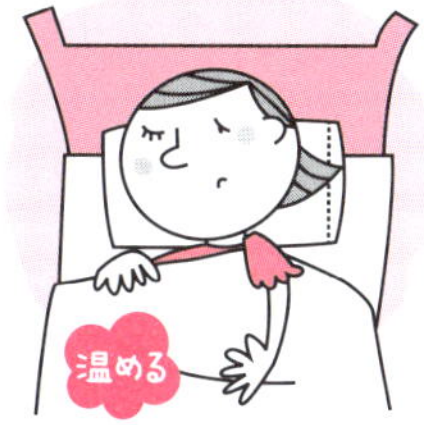

安静にして体を温める

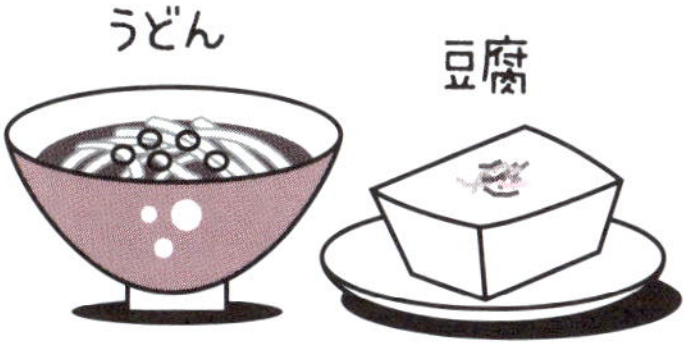

栄養価が高く消化のよい食事をとる

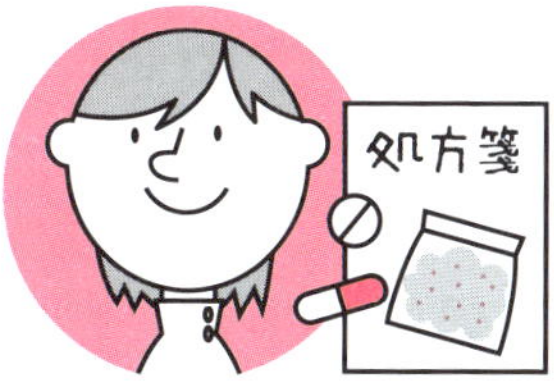

整腸剤や下痢止め薬を
処方してもらう

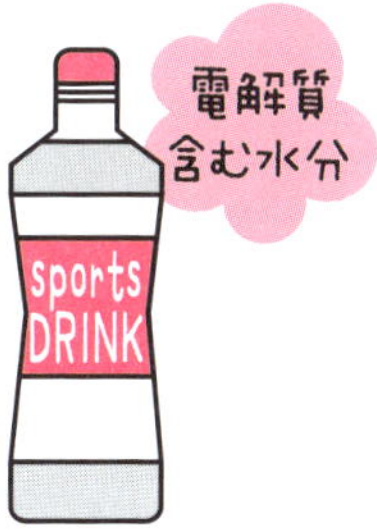

電解質を含む水分を摂取する

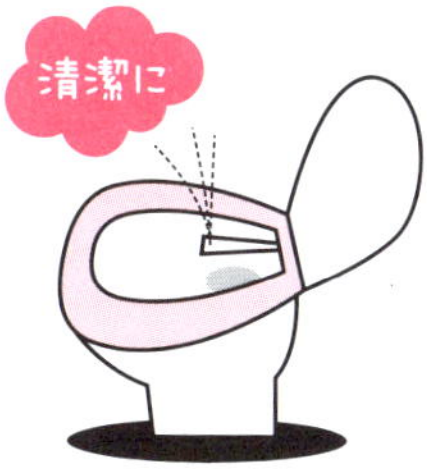

肛門周辺や下着を清潔に保つ

■下痢のときに適した食べ物・避けたい食べ物■

○ 適した食べ物

◆消化のよいもの
　お粥、うどん、豆腐、煮魚、茶碗蒸し、裏ごしした野菜、おろしたりんご、プリン、ゼリー　など
◆水分の補給
　スポーツドリンク、薄めた果汁、ジュース、薄いみそ汁　など

× 避けたい食べ物

◆油っこい料理や脂身の多い食品
◆食物繊維の多い食品
◆冷たい食品
◆刺激の強い食品
◆乳製品（牛乳）
◆アルコール、炭酸飲料　など

排泄

便秘の症状を緩和するために

手術以外にもある便秘の原因

手術によって腸の働きが低下すると、便を送り出す動きが弱くなります。また、がんを切除したあとのつなぎ目(吻合部《ふんごうぶ》)が狭くなったりすると、便の通過を妨げることになります。

便秘は、手術による腸そのものの変化によっても起こりますが、食物繊維が不足した食事や、体内の水分不足、運動不足による腸の働きの低下、また、便意を我慢したり、浣腸のしすぎによって排便の反射が弱くなっていることなども原因になります。

おなかが張って苦しいときの対処

便がたまりやすい状態になっているため、2~3日排便がなくても心配いりませんが、おなかが張って苦しいようなら、医師に相談して、緩下剤《かんげざい》(便秘薬)を処方してもらいましょう。吻合部に問題がある場合は確認のための検査が必要な場合があります。

また、便もおならも出ず、激しい腹痛や吐き気、嘔吐《おうと》などがある場合は、腸閉塞《ちょうへいそく》の疑いがあります。医師の診察を受けましょう。(100ページ参照)

ここが大事!!

●薬に頼りすぎずに便秘を解消

便秘が改善しないときは、自己判断で便秘薬を使用したり、浣腸を行ったりしてはいけません。必ず、医師の診察を受け、緩下剤などを処方してもらいましょう。そして、症状が緩和したら、服用を止め、薬に頼りすぎないことが大切です。

また、牛乳を飲むとお通じがよくなるという人もいます。便通を促しそうな食品をいろいろ試し、自分にとって効果のある食品を探しておくと、便秘解消に役立ちます。

■便秘になったときのポイント■

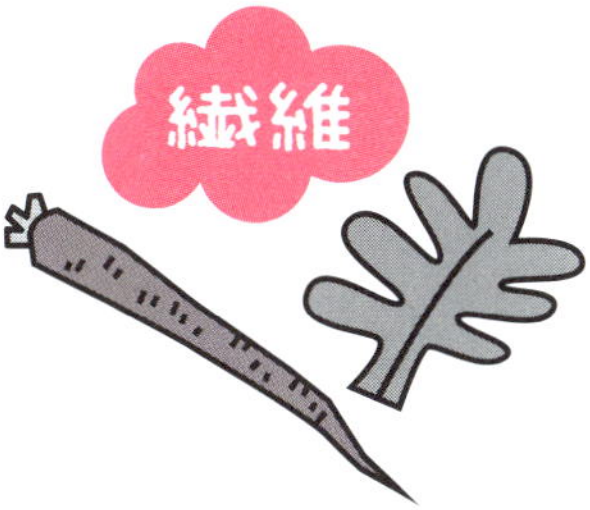

食物繊維の多い食品をとる

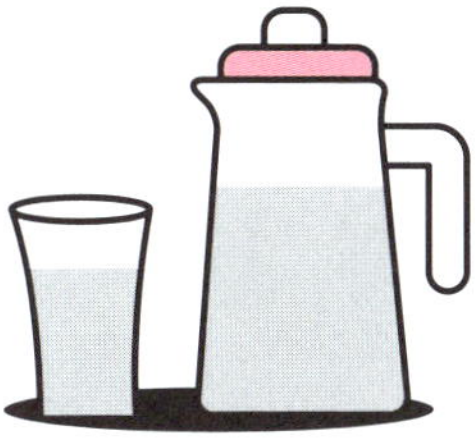

水分を十分とる

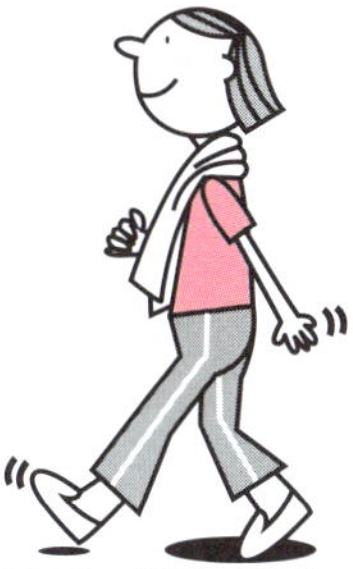

適度に体を動かす

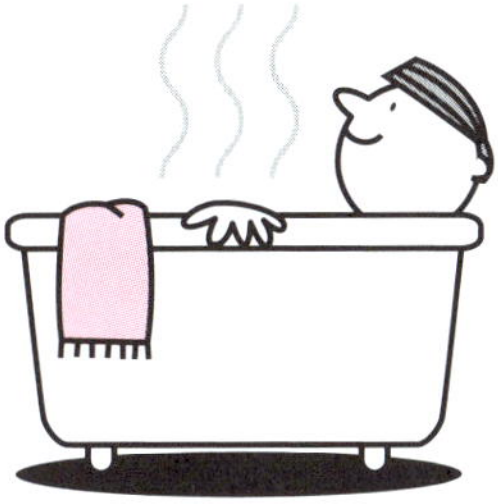

入浴などで腹部を温めて血行を促す

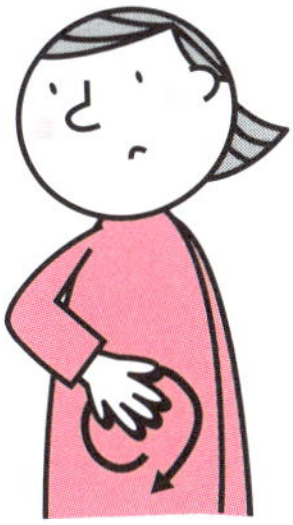

腹部を腸に沿ってマッサージする

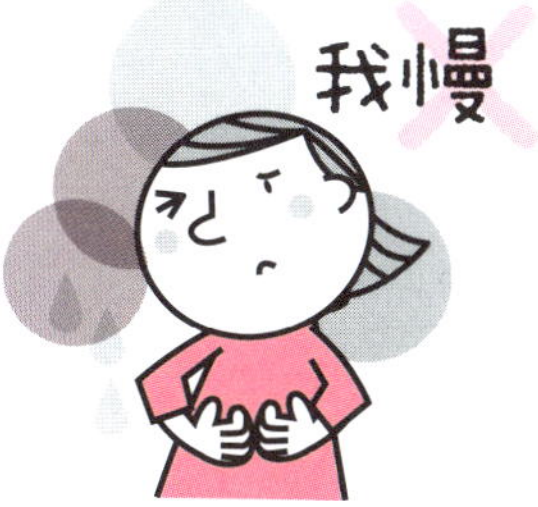

便意を我慢しない

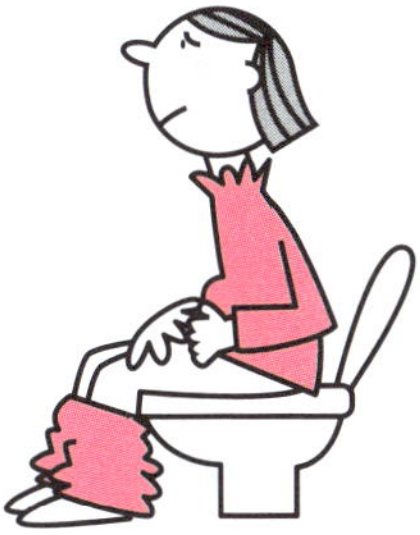

規則的な排便の習慣をつける

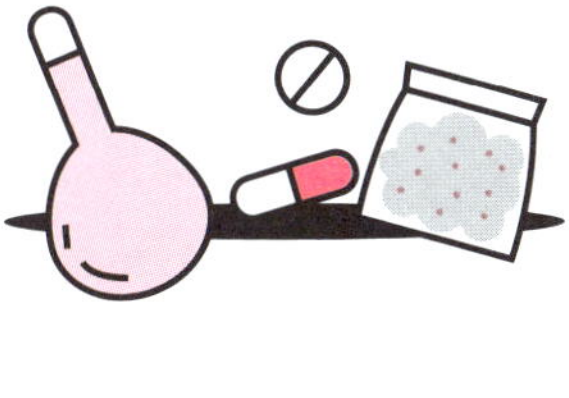

必要なら緩下剤や浣腸で排泄する

人工肛門（ストーマ）とのつき合い方

人工肛門にすると便意がなくなる

直腸がんにより、肛門を含めて直腸を切除した場合、人工肛門（永久人工肛門）がつくられます。

人工肛門は切除した腸の末端を腹壁に直接出したものです。人工肛門では便意がなくなり、自分の意思で排便したり、我慢したりできなくなります。そのため、ストーマに便をためて捨てるようにします。

装具の使い方や注意事項など、ストーマのケアについては、担当医や専門の認定看護師が指導してくれるので心配いりません。また、退院後もサポートを受けることができます。

ストーマ装具は自分に合ったものを選ぶ

ストーマ装具には、腹部に貼り付ける部分（**面板《めんいた》、フランジ**）と、便をためておく袋（パウチ）が一体になったワンピース型と、別々になっているツーピース型があります。

それぞれサイズや形状など様々な種類があるので、専門の看護師に相談して、自分の体型や用途に合う装具を選びましょう。

ここが大事!!

●オストメイトに便利な情報

人工肛門の保有者をオストメイトと呼びます。

日本オストミー協会は、各都道府県に支部を置くオストメイトの患者会で、ストーマケアに関する情報交換や相談を受け付けています。

また、ホームページでは、ストーマケアを専門に行うストーマ外来や、オストメイト対応のトイレについての情報を検索できます。

オストメイトの方も、こうした情報を活用して、積極的に外出を楽しみましょう。

ストーマ装具の交換のタイミング

ストーマ装具は、数日間装着したまま使用することができますが、便が3分の1くらい溜まったり、面板に塗布されている粘着剤や皮膚保護剤が、ストーマの周辺から幅1㎝くらい溶けてきたら、交換しましょう。

また、夏は汗をかきやすく、粘着剤や皮膚保護剤によって肌トラブルを起こす場合があるので、早めに交換しましょう。

交換する場合は、食後を避けましょう。腸の働きがよくなると、交換中に便が出てしまうことがあります。食事前にお風呂に入るときなどに交換するとよいでしょう。

■排便リズムを整えるためのポイント■

永久人工肛門(単孔式ストーマ)

人工肛門には、永久人工肛門と一時的人工肛門があり、直腸切除術などの場合、永久人工肛門が造設される

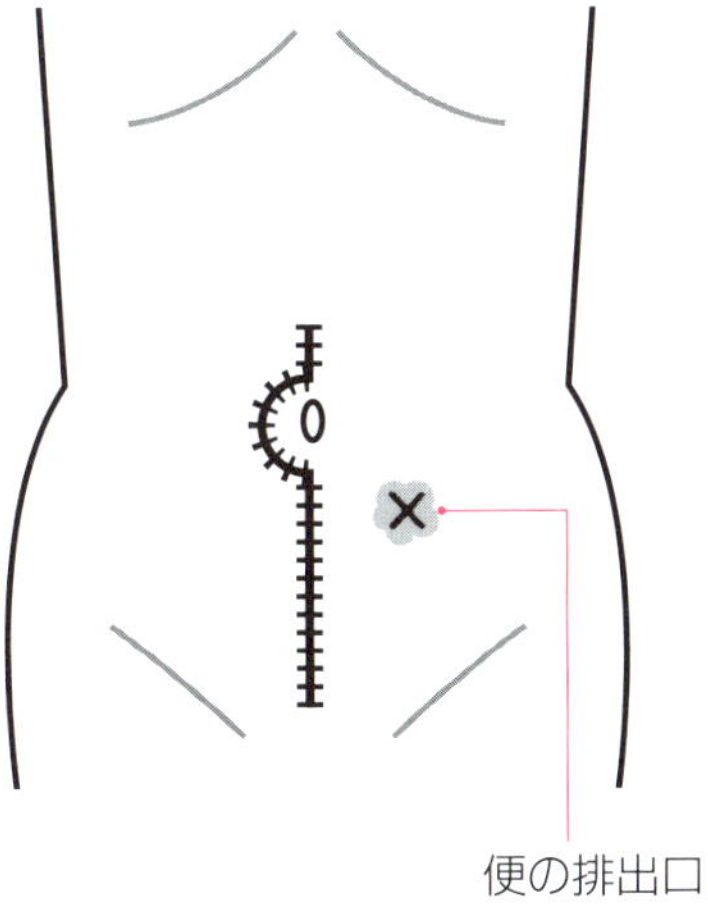

ストーマ装具の種類

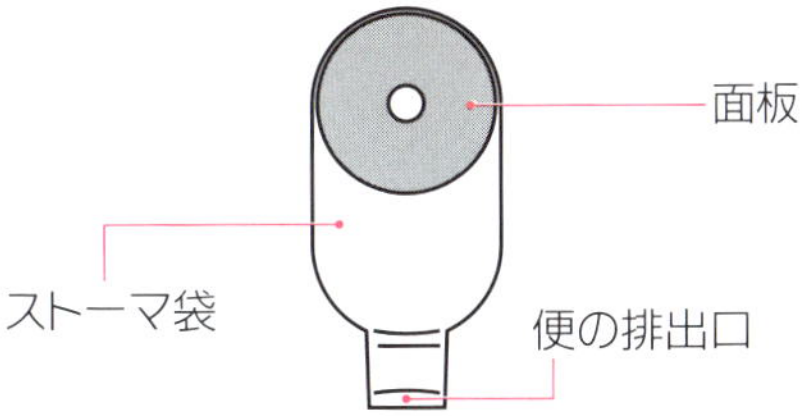

ワンピース型装具

面板とストーマ袋が一体になっているので、取扱いが簡単

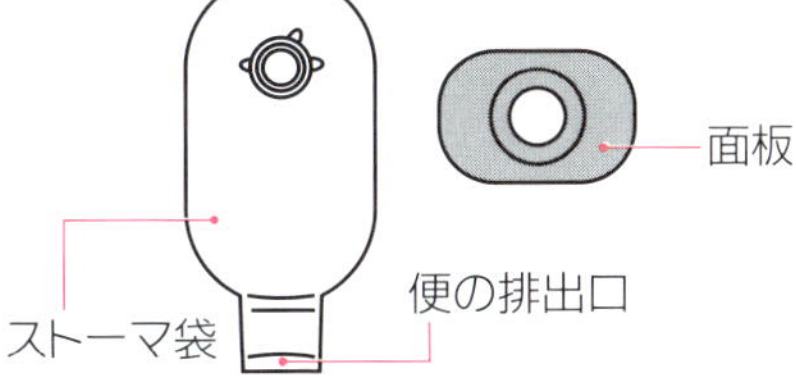

ツーピース型装具

面板を貼ったまま、ストーマ袋を交換したり、ストーマ袋の向きを自由に変えられる

正しい装着でトラブルを防ぐ

ストーマ装具を外すときは、皮膚を傷つけないよう、面板を少しずつはがしましょう。皮膚が傷ついたり、便漏れがあったりすると、かぶれなど皮膚炎の原因となります。

また、下痢で交換頻度が増えてもかぶれやすくなり、逆に、便がかたくなると、排泄しにくくなってストーマ開口部が痛むことがあるので、便秘や下痢にならないように注意しましょう。

ストーマ装具は、防水・防臭対策ができているため、通常臭いが漏れることはありませんが、気になるときは、正しく装着できているか確認しましょう。

■ストーマ装具の正しい装着の仕方■

①ストーマ周辺の皮膚を泡立てた石鹸などでやさしく洗浄し、水気を拭いて、乾かす

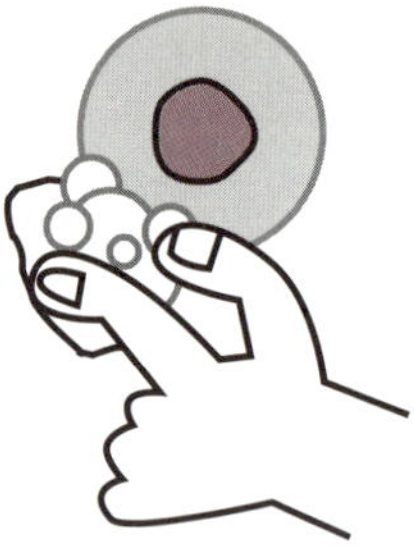

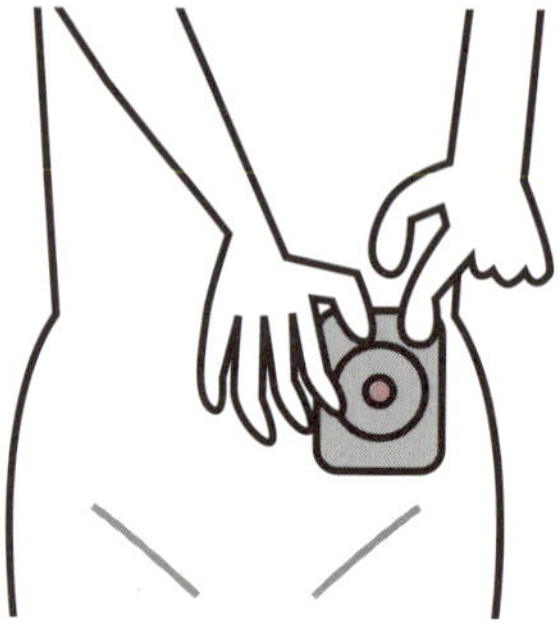

②面板の裏紙をはがし、ストーマが、穴の真ん中におさまるように貼りつける

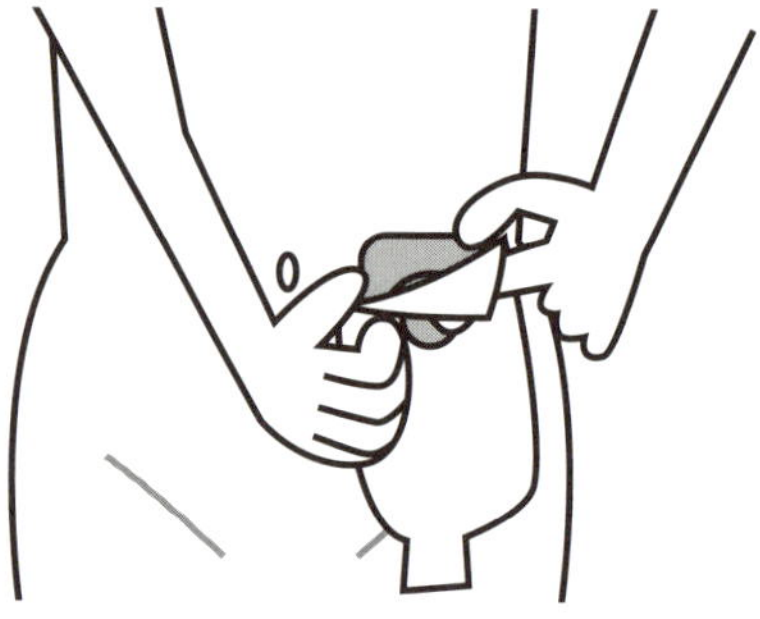

③ツーピースの場合は、面板を貼りつけた後、ストーマ袋を取り付ける

ストーマによる2つの排便方法

ストーマによる排便の方法には、自然排便法と洗腸排便法があります。

自然排便法は、腸管から自然に排便される便をストーマ袋にためる基本的な方法で、体力がなくてもできます。

一方、洗腸排便法は、ストーマからぬるま湯を入れて腸を刺激し、強制的に排便させる方法です。

洗腸排便法は、自分の都合に合わせて排便できるというメリットがありますが、約1時間座って排便をする体力が必要です。また、洗腸用の専門の器具を用いるため、医師の指導を受け、許可を得てから行わなければなりません。

日常生活のポイント

ストーマを造設しても、日常生活に制限はありません。ポイントをおさえて、快適な生活を送りましょう。

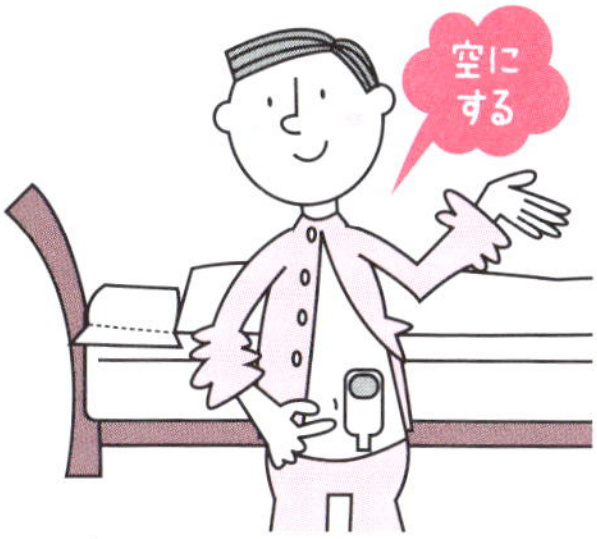

睡眠時は、ストーマ袋を空にしておく

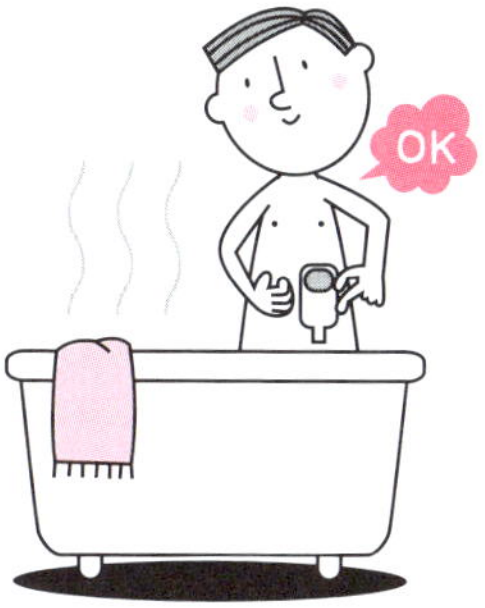

入浴時は、装具の排出口がしまっていることを確認

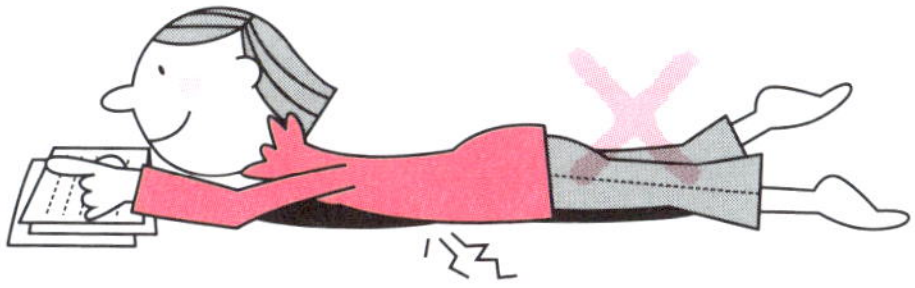

腹ばいなどおなかに負担をかける姿勢を避ける

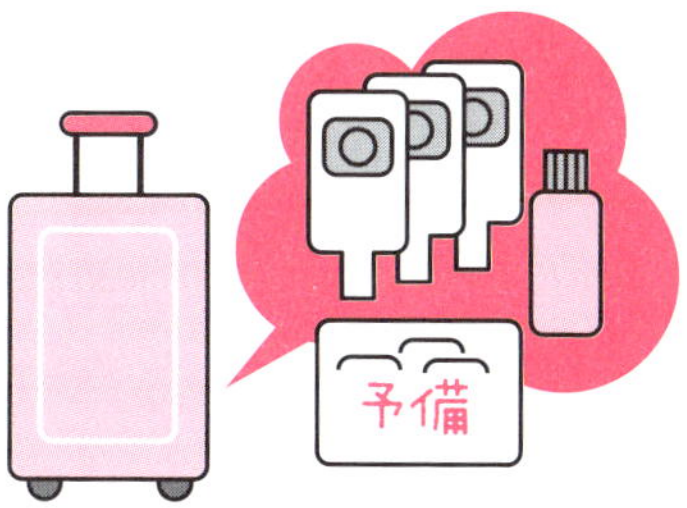

旅行の際は、予備のストーマ装具一式を準備する

胃がんはどんな後遺症が心配か

術後、早期に起こる体重減少の後遺症

胃切除の手術後に現れる後遺症には、術後早期に現れるものと、ある程度時間がたってから現れるものがあります。

術後6カ月～1年くらいに現れるのが食事量の減少を原因とする「**体重減少**」です。食事量が増えていけば自然に解消されるので、「胃がんの療養中にとりたい食品・避けたい食品」（72～75ページ参照）にあるとおり、体調さえ回復すれば栄養のバランスを考え楽しく食事をとることが大切です。

ほかにも、胃がん特有の後遺症があります。代表的なものについて説明します。

胃がんの後遺症①、「ダンピング症候群」

胃切除により、それまで胃の中にためられ、少しずつ腸に移動していた食物が、一気に流れ込むことで起こるさまざまな症状が、**ダンピング症候群**です。

腸に一気に食物が流れ込むと、多量の腸液が急激に分泌されたり、ホルモンが過剰に分泌されるなどして、体内の血液が腸に集まってしまいます。

ここが大事!!

●糖尿病にも注意

胃切除をすると、栄養の吸収が悪くなるため、糖尿病ぎみだった症状が改善する場合があります。

しかし、一方で、膵臓の一部まで切除した人や、胃の全摘や幽門側胃切除を行った人は、食事のたびに高血糖になるため、インスリンを分泌する膵臓が疲弊してきて、糖尿病を発症することがあります。初期の糖尿病は自覚症状がないため、定期的な検査が必要です。発症したら、食事、運動を中心に、薬物療法を行います。

そのため、めまい、発汗、動悸などを起こしたり、下痢やおなかがゴロゴロ鳴るなどの症状が現れます。

こうした症状は、食事中から食後20～30分以内に起こり、**早期ダンピング症状**といわれます。

また、食後2～3時間たつと、食物が消化吸収され、血糖値が急激に上昇することで、インスリンが大量に分泌されます。

これにより低血糖状態になり、突然、脱力感や冷や汗、手指のふるえなどの症状が現れます。これが、**晩期ダンピング症状**です。

ダンピング症候群は、徐々にやわらいでくるので、食生活で工夫することが大切です。

ダンピング症候群のしくみと対策

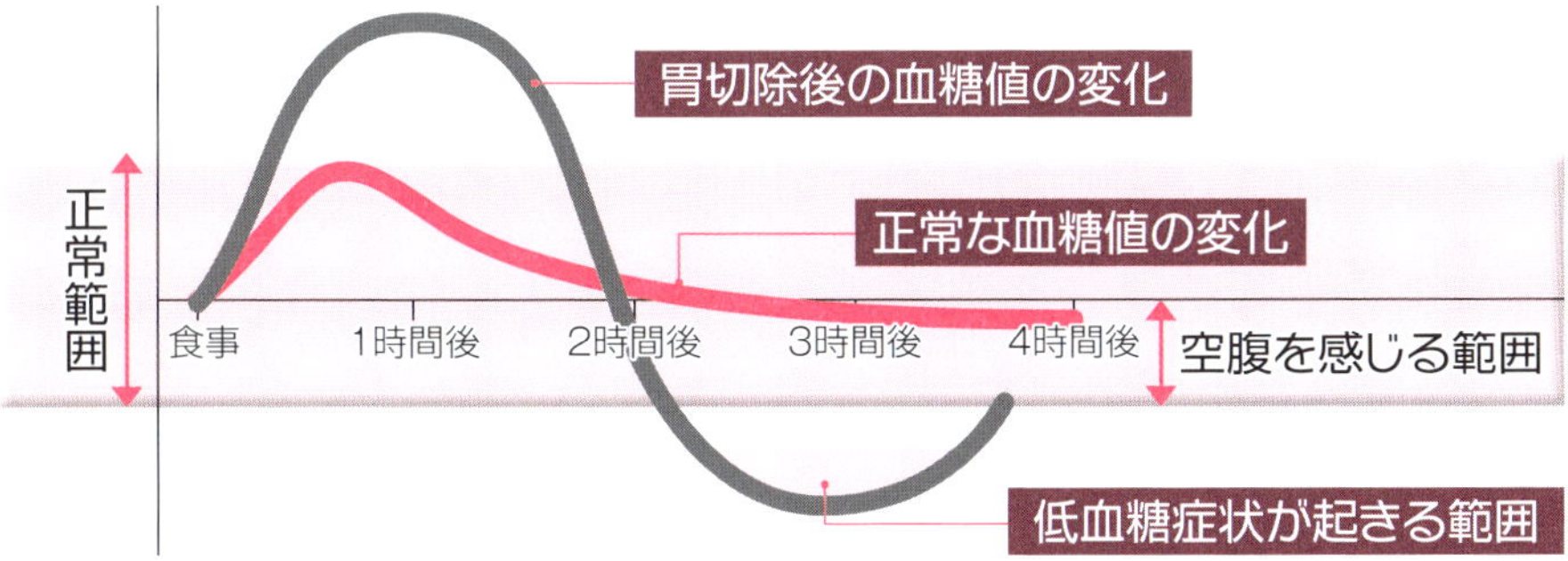

	早期ダンピング症候群	晩期ダンピング症候群
症状	・めまい、発汗、動悸、脱力感 ・おなかがゴロゴロ鳴る（腹鳴《ふくめい》） ・腹痛、下痢 など	・脱力感、冷や汗、手指のふるえ、めまい、倦怠感
対策	・食事の回数を増やし、1回の量を減らす ・ゆっくり食べる ・口の中のものがなくなるまでよく噛む ・食事中の水分をひかえる	・食事が炭水化物（糖質）に偏らないようにする（糖質は吸収が早く、食後の血糖値を上げやすい） ・食後2～3時間たった頃に糖分を含む、飴、チョコレート、ビスケットなどを食べる

胃がんの後遺症②「逆流性食道炎」

切除術を行うと、胃の入口である噴門《ふんもん》や、出口である幽門《ゆうもん》が本来持っている、逆流を防止する機能が損なわれます。そのため、酸性の胃液や、強いアルカリ性の胆汁や膵液などが逆流して炎症を起こすのが**逆流性食道炎**《ぎゃくりゅうせいしょくどうえん》です。

これらの苦い液（腸液）や酸っぱい液（胃液）が、食事中や就寝中にこみ上げてくると、胸焼けを感じたり、食道が焼けるように痛んだりします。場合によってはびらんや潰瘍を起こすこともあります。

食事や生活習慣で症状をおさえることができますが、ひどい場合は、薬を処方してもらいましょう。

■逆流性食道炎への対応■

症状が重いとき

・粘膜保護薬、胃酸を中和する薬、酵素阻害薬などを処方してもらう

逆流が起きたら

・水やお茶を飲む
・粘膜保護作用のあるペクチンを含むりんごや、みかん、オレンジなどを食べる

食事

・夕食は就寝の2～4時間程度前にとる
・夕食の量を少なめにして、脂肪分をひかえる
・食後、すぐに横にならない

就寝時

・上半身を20度くらい高くして寝る

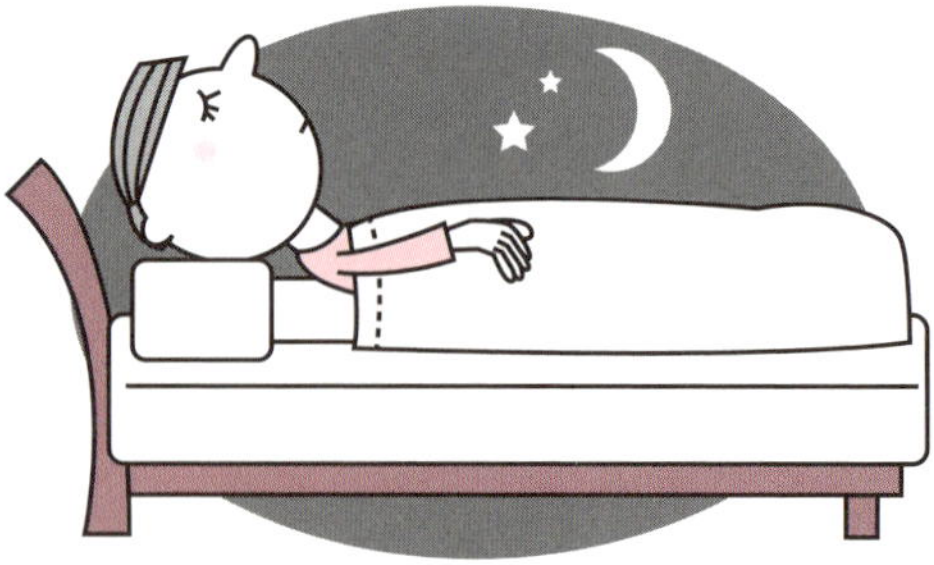

胃がんの後遺症③「貧血」

胃を切除すると、鉄分やビタミンB12の吸収が悪くなります。

鉄分は全身に酸素を運ぶヘモグロビンの産生に、ビタミンB12は赤血球の産生に必要なため、これらが不足すると貧血を起こし、動悸、息切れ、疲労感などの症状が現れます。

貧血防止のためには、定期的に血液検査を受け、鉄分を食事から摂取するようにします。十分に摂取できない場合は、鉄剤を服用します。

また、ビタミンB12の不足は、胃を全摘した場合に、貧血の要因となります。食事療法では補えないため、一般的には注射で継続的に補充していきます。

■貧血への対応■

血液検査

定期的に血液検査を行い、状態を把握しておく

鉄分

・鉄分を多く含む食事をとる（肉、魚、貝類、レバー、大豆製品、緑黄色野菜など）
・食事だけで十分に摂取できない場合は、鉄剤を飲む

ビタミンB12

・ビタミンB12は、胃壁から分泌されるたんぱく質と結合し、小腸で吸収されるため、胃が少しでも残っていれば、貧血になることはほとんどない
・全摘した場合は、体内の蓄えがなくなり、術後5～6年で貧血になる
・食事療法では補えないため、ビタミンB12剤の注射で、継続的に補充する

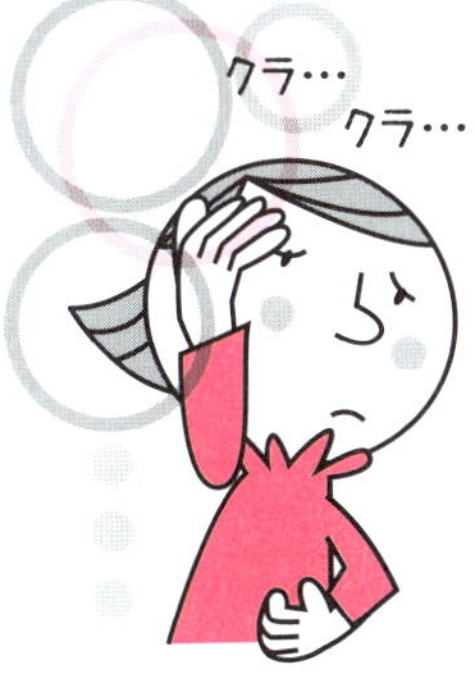

胃がんの後遺症④「骨粗しょう症」

胃の切除によって胃酸の働きが損なわれることで、カルシウムの吸収も悪くなります。

また、血液中のカルシウムが不足すると、骨からカルシウムが溶け出すだけでなく、カルシウムが骨に沈着するためのビタミンDも胃切除によって吸収されにくくなっていることから、骨量が低下していきます。

腰や手足の痛み、こむら返りなど、骨粗しょう症の初期症状が現れる前に、定期的に骨密度を測定し、早期発見に努めましょう。

食事からの摂取や、骨を支える筋力を強化するための運動も大切です。

■骨粗しょう症への対応■

症状

- 骨量が低下し、骨の変形、骨性の痛みがあり、小さな外力で骨折しやすくなる
- 腰や手足の痛み、こむら返りなどの初期症状が出たら要注意

内服薬

- 骨代謝改善薬（骨の融解を食い止める）
- 活性型ビタミンD剤（カルシウムの吸収を促す）

食事と運動

- カルシウムを多く含む食品を摂取する（小魚、乳製品　など）
- 骨を支えるための筋力をつけるように運動する

定期検査

- 骨密度測定
- 血液検査と尿検査による骨代謝マーカー測定（骨を壊す破骨《はこつ》細胞と、骨をつくる骨芽《こつが》細胞のバランスで、骨の健康状態が分かる）

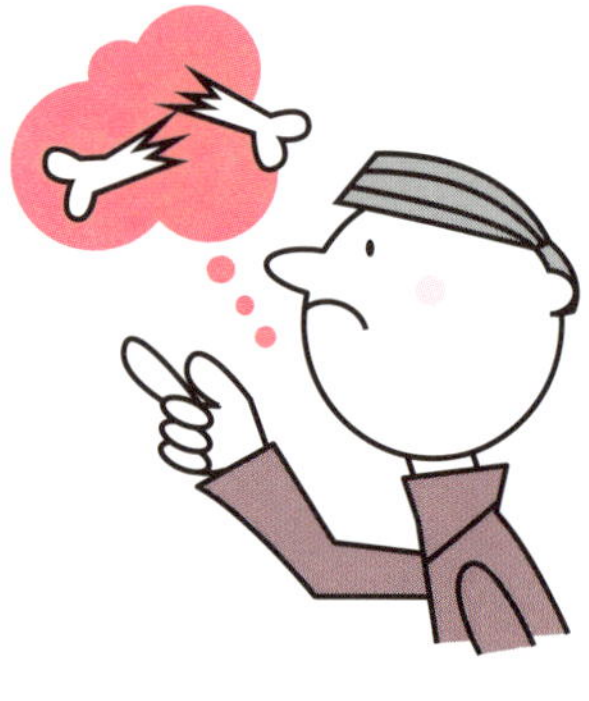

胃がんの後遺症⑤「胃切除後胆石症」

　通常、肝臓でつくられた胆汁は、胆のうにためられ、食事をすると、十二指腸に放出されて、脂肪分の消化吸収を行います。

　しかし、胃切除を行うと、胆のうの神経もいっしょに切ってしまうため、胆のうの働きが悪くなり、胆汁がたまったままになって結石ができやすくなります。

　胆石は、超音波検査やCT検査で偶然発見されることが多く、症状が現れないこともあります。痛みがなければ、定期的に検査を受けてようすをみますが、激しい痛みがあるときは、摘出手術を行います。

■胃切除後胆石症への対応■

手術による胆石のできやすさ

【幽門保存胃切除】
- 手術の影響で胆石ができる頻度は低い

【リンパ節郭清】
- 広範囲でリンパ節を郭清し、胆のうの神経が完全に切れてしまうと、発生頻度が高くなる
- この場合、あらかじめ胆のうを摘出してしまう場合もある

症状による対応

【痛みがない】
- 自覚症状がなく、検査で偶然見つかることがある
- 痛みがなければ、定期検査でようすをみる
- 胆のうに炎症が起きたり、総胆管に結石がある場合は胆のうの摘出手術を行う

【激しい痛みがある】
- 右上腹部に痛みがあり、発熱や黄疸がみられる場合、胆石による急性胆のう炎を引き起こしていると考えられる
- 胆のうの摘出手術により対応する

後遺症への対応
大腸がん

大腸がんはどんな後遺症が心配か

自律神経の切除により起こる機能障害

大腸がんのなかでも、結腸がんの場合、後遺症はあまり問題になりませんが、直腸がんはいろいろな問題があります。

直腸がんの後遺症には、**排便機能障害**、**排尿機能障害**、**性機能障害**などがありますが、これらは、切除する範囲やリンパ節郭清の程度によって、現れ方が異なります。

直腸の周囲には、直腸、膀胱、前立腺などの働きに関係する自律神経（骨《こつ》盤神経叢《ばんしんけいそう》）があります。

近年、切除部分の周囲の神経をできるだけ残す手術（**自律神経温存術**）が行われていますが、下部直腸のがんなどの場合、病巣やリンパ節とともに、自律神経を切除しなければならないため、症状が現れやすくなります。

直腸がんの後遺症①「排便機能障害」

盲腸や結腸の切除術の場合、一般的に排便機能障害を起こすことはありません。

しかし、直腸がんの場合、便をためておくところが短くなるため、便意頻《べんいひん》回《かい》（頻繁に便意を催す）や、頻便、便

ここが大事!!

●精神的要因の影響

直腸がんの切除術においては、自律神経の損傷の程度だけでなく、精神的な影響も障害の程度に現れます。

手術そのものに対する精神的なダメージや、手術前のように機能しない体に対するいらだち、また、性機能障害によって、自己の性に自信が持てなくなる場合もあるようです。

しかし、たいてい少しずつでも改善していくので、あせらず術後の体に慣れていくよう、前向きな気持ちでいることが大切です。

失禁、便秘などの症状が現れます。

こうした症状は、術後1年くらいで改善してきます。また、肛門を締めたり緩めたりして肛門括約筋《こうもんかつやくきん》を鍛えると、便意を我慢できるようになります。

直腸がんの後遺症②「排尿機能障害」

直腸がんの手術で、自律神経を切除したり損傷した場合、尿意を感じない、排尿が十分でない、残尿感があるなどの排尿機能障害を起こすことがあります。

自律神経は、骨盤内に左右一対あるため、どちらか一方が温存されていれば、症状は軽く、**導尿**（尿道口から膀胱にカテーテルという細い管を入れて排尿する方法）や、排尿時に腹部に力を入れたりして、排尿します。

■排尿機能障害への対応■

症状

尿意を感じない　　排尿が十分でない　　残尿感がある

自律神経の損傷の程度

【一方が温存されている場合】
ある程度自然排尿できるようになるが、術後半年以上たつと、それ以上の機能回復は見込めない

【両方の神経が損傷している場合】
自己導尿を続けることで、自然排尿が可能になることもある

自律神経の損傷以外の排尿困難の原因

・直腸の切除によって、膀胱の位置が後方に倒れてしまう
・加齢による前立腺肥大症

尿路ストーマの造設

・膀胱も切除した場合は、小腸と尿管をつないで、尿を排出する排尿口（尿路ストーマ）を腹部につくる

軽度であれば、しだいに自然排尿できるようになりますが、術後半年たつと、それ以上の回復が望めないこともあります。

また、両方の自律神経が損傷した場合は、尿意もなく、自力で排尿できなくなることが多いため、約4時間ごとに導尿を行います。（自己導尿）

症状が重くても、導尿による定期的な膀胱の収縮が、機能回復に役立ち、導尿が不要になることもあります。

自律神経の損傷以外にも、直腸の切除によって膀胱が後方へ倒れてしまうことで、排尿に困難をきたすことがあります。このときも、腹部を押したり導尿したりして排尿します。

また、加齢による前立腺肥大症でも同様の症状がみられるため、改善しない場合は、医師に相談しましょう。

■導尿のポイント■

尿道口から膀胱に、カテーテルを挿入して排尿する方法

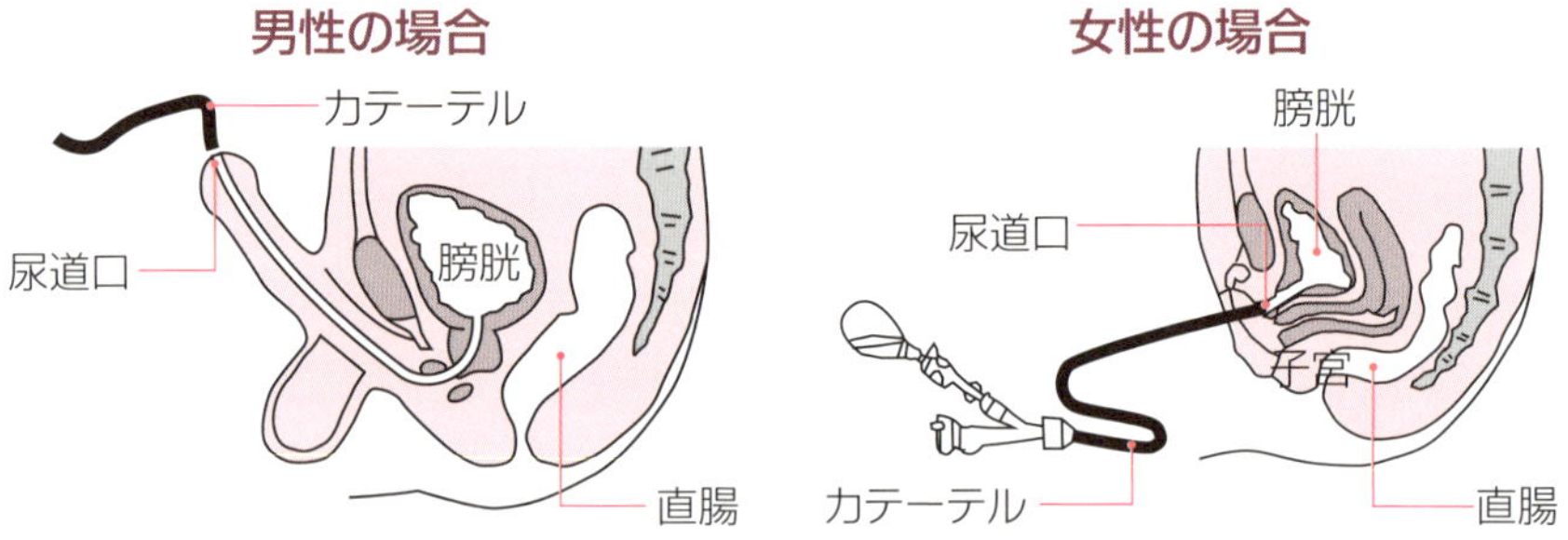

■軽度の障害の場合

・神経機能が回復していないときに尿がたまりすぎると、膀胱の筋肉が伸びてしまい、先々、自然排尿ができなくなることがあるため、残尿が50ml程度になるまで、導尿を継続する

■自己導尿の場合

・尿意に関わらず、4時間ごとに導尿を行う
・定期的に膀胱を収縮させることで、しだいに機能が改善され、導尿が不要になることもある
・自然排尿が可能になったら、自然排尿後に導尿を行い、残量に応じて、徐々に回数を減らしていく

直腸がんの後遺症③「性機能障害」

性機能障害も直腸がんの手術によって起こる後遺症の1つです。

日本人の大腸がんは中高年に多くみられますが、性機能は年齢の影響もあるため、自律神経を温存しても、性機能障害が起こることがあります。

男性は、勃起不全や射精障害などの症状がありますが、薬物療法で改善できる場合もあります。

女性は、性的興奮の低下や、性行為に対する嫌悪感などがあるといわれています。

ともに、精神面の影響を受けるので、心理的治療も行ってみましょう。

■性機能障害への対応■

	男性	女性
症状	・勃起不全（ED） ・射精障害（性行為は可能でも、膀胱内に射精してしまう）	・性的興奮の低下 ・性行為に対する嫌悪感 ・精神的な落ち込みや、服薬によるホルモンバランスの乱れによる性欲減退、不妊症など
対処法	・夜間の勃起状態の検査や超音波検査で原因を調べる ・薬物療法や心理的治療、勃起状態を持続させる器具などで治療する ・パートナーの理解を得る	・薬物療法、心理的治療 ・パートナーの理解を得る
妊娠について	・射精障害の場合、薬物療法では改善できないため、人工授精などを行う	・女性器が温存され、術後の経過がよければ妊娠も可能

後遺症への対応

消化器がんで心配な「腸閉塞」

術後数年たってから起こることもある腸閉塞

開腹手術のあと、創《きず》の周囲に起こった炎症によって、腸が、隣り合う腸やほかの臓器とくっついたり、ねじれたりして、腸管が狭くなることがあります。**腸閉塞**《ちょうへいそく》（イレウス）は、こうした腸管の癒着《ゆちゃく》により、腸の内容物の流れが悪くなって、便やガスが出なくなる状態のことで、おなかがはったり、腹痛や嘔吐などの症状を引き起こします。

腸閉塞は、術後すぐに現れる場合と、数年経過してから現れる場合があるため、患者さん自身が日ごろから注意することが大切です。

腸閉塞は食事で予防する

腸閉塞を予防するには、一度に食べ過ぎないことが大切です。繊維質のものは細かく切って、適量にとどめておきましょう。また、便秘がちな人は、便を柔らかくする薬を処方してもらうとよいでしょう。

腸閉塞の症状が現れたときは、食事や水をとらないでようすをみます。それでも症状がおさまらない場合は、すぐに受診して処置を受けましょう。

ここが大事!!

●危険な血行障害を伴う「絞扼性《こうやくせい》腸閉塞」

腸閉塞には、血行障害を伴わない単純腸閉塞と、腸に酸素や栄養分を送る血管に圧迫などがあり血行が障害された「絞扼性腸閉塞」があります。

単純腸閉塞の場合はほとんど手術以外の方法で治りますが、絞扼性腸閉塞は早期に手術しないと死に至ります。

症状としては激しい腹痛が休みなく続き時間とともに顔面蒼白、冷や汗が見られ脈や呼吸も弱く速くなりショック状態になります。

■腸閉塞の予防と対策■

食事のとり方に注意する

・一度に食べ過ぎない
・食物繊維を多く含む食品は細かく切って、適量を食べる
・こんにゃく、わかめ、のりなど、消化しにくく腸壁に貼りつきやすい食品は細かく刻む
・術後すぐの食事は、消化がよいものをよく噛んで食べる

便秘にならないよう注意する

・十分な水分をとり、適度に体を動かす
・便を柔らかくする薬を処方してもらう
・腸管の蠕動運動《ぜんどううんどう》を抑制したり、促進したりする薬もある

症状が現れたとき

・食事や水をとらずにようすをみる
・詰まったものが排出されれば、自然に回復する
・症状がおさまらない場合は、すぐに受診する

受診しての処置

・腸閉塞を起こしていると考えられるときは、チューブを鼻から入れて、閉塞部位に詰まった内容物を吸引する
・チューブを入れても改善がみられない場合は、手術によって、癒着部分を剥離《はくり》する
・また、腸管が長い間締め付けられ、血流が悪くなって壊死《えし》している場合は、腸管を切除する

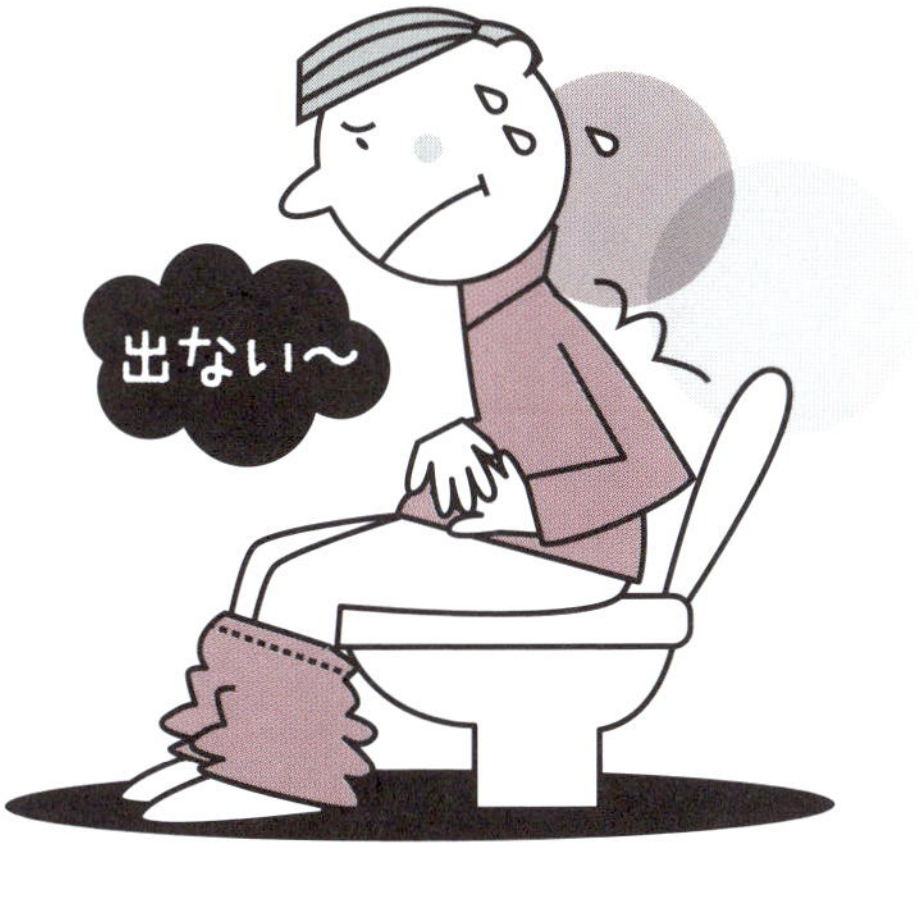

副作用対策

化学療法が必要と言われたら

再発リスクを抑えるための術後補助療法

手術による治療が難しい場合以外にも、化学療法が行われることがあります。

切除手術が成功しても、画像診断などで判別できない小さながん細胞が残っていると、再発のリスクが高くなります。このリスクを最低限に抑えることを目的とした術後補助療法の1つが、補助化学療法です。

一般的に、点滴か経口投与によって行われ、外来でも治療が可能なため、仕事をしながらでも治療することができます。

化学療法による症状は改善されている

化学療法というと、脱毛や吐き気、体の不調など、つらいものと思い込んでいる患者さんもいるようです。

しかし消化器のがんの場合、脱毛を誘発する薬が使用されることは少なく、薬の進歩により吐き気などの症状も改善されています。

心配しすぎて落ち込んだり、療養生活に対する気力を失ったりせず、どんな症状が出るのか担当医に聞いて正しく対処しましょう。

ここが大事!!

●強い副作用が出たら報告する

化学療法を行っても効果がみられない場合や、副作用が強く出た場合などは、別の抗がん剤に切り替えたり、化学療法を中止したりすることもあります。

化学療法は、必ず行わなければならないというものではなく、患者さんの状態によっては行わないほうがよい場合もあります。強い副作用を自覚したときは、我慢せず、早めに担当医に報告することが大切です。

■埋め込み型ポートを用いた投与方法■

点滴に長時間を要するために、入院が必要だったケースも、埋め込み型ポートを用いることで、外来での化学療法が可能になった

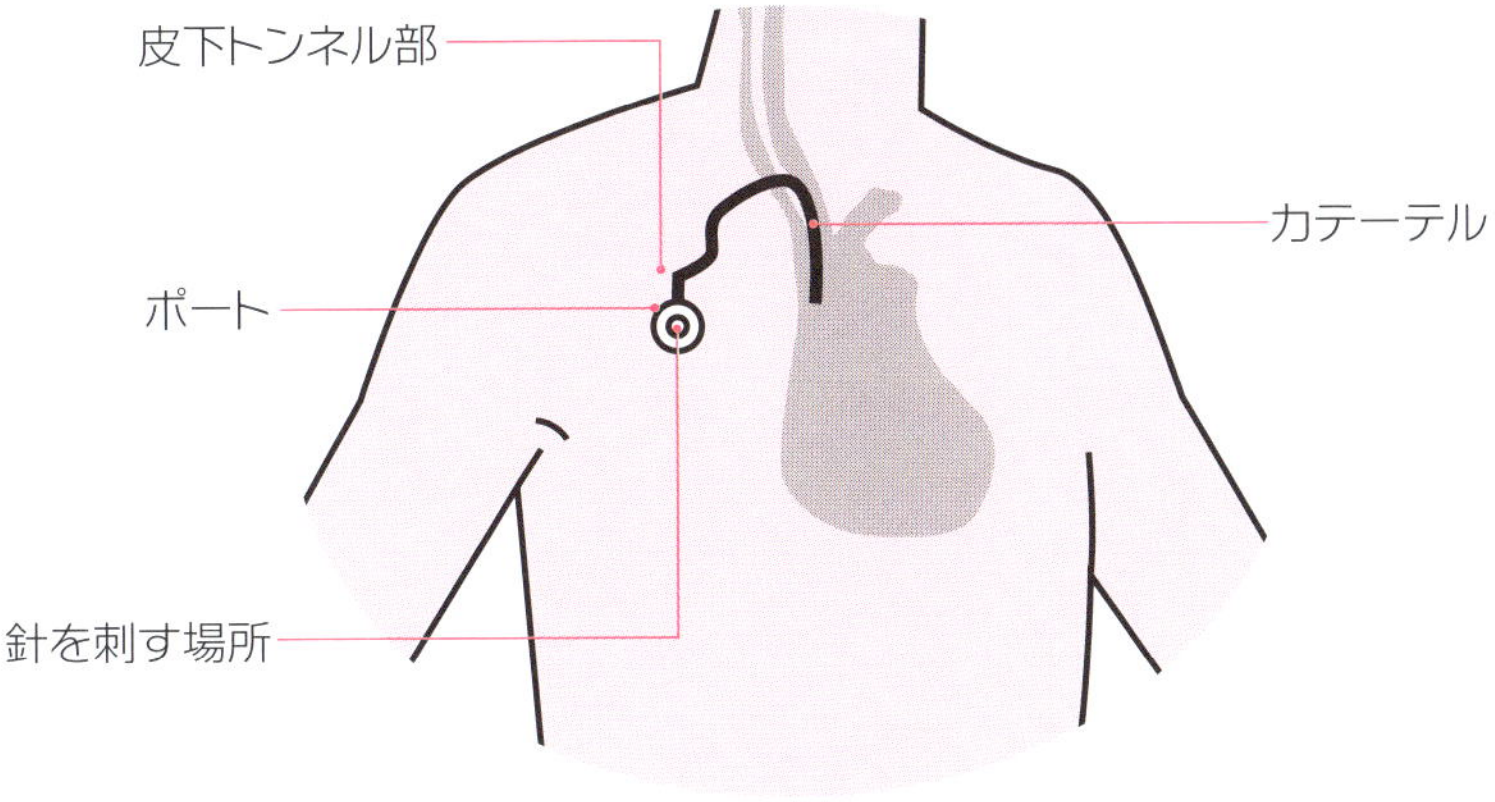

ポートとは、血管内に刺した細い管（カテーテル）に、体外から薬剤を投与できるようにするための小さな器具

前胸部の皮下にポートを埋め込む場合、鎖骨の下を通る鎖骨下静脈を介して、心臓近くの上大静脈まで挿入されたカテーテルにポートを接続する

「がん対策情報センター」HPより

■一般的な化学療法による副作用■

	治療日	1週間以内	1~2週間以内	2~4週間以内
自分でわかる副作用	アレルギー反応、吐き気、嘔吐、血管痛、発熱、血圧低下	疲れやすさ、だるさ、食欲不振、吐き気、嘔吐、下痢	口内炎、下痢、食欲不振、胃もたれ	脱毛、皮膚の角化やシミ、手足のしびれ、膀胱炎
検査でわかる副作用		骨髄抑制（白血球現象、貧血、血小板減少）、肝障害、腎障害		

がん研究財団「抗がん剤治療を安心して受けるために」より

副作用対策

化学療法で現れる副作用の対策

症状を自覚できる副作用と自覚できない副作用

化学療法の副作用は、使用する抗がん剤の種類や治療計画によって異なります。また、個人差が大きく、患者さんによって症状の現れ方や感じ方も異なります。一般的に、症状を自覚できる副作用には、吐き気・嘔吐、口内炎、下痢など**消化器の症状**や、手足のしびれや麻痺、筋力・運動能力の低下などの**末梢神経障害**、脱毛・皮膚の色素沈着などの**皮膚障害**があります。また、症状の自覚がなく、診察や血液検査などでわかる副作用には、白血球や血小板の減少、貧血など、**骨髄抑制**（骨髄で血液をつくる働きが低下すること）によって起こるものや、**腎障害**などがあります。

早めの副作用対策で症状は軽減できる

抗がん剤を使用する際は、これらの副作用を予防する薬が同時に使用され、また、副作用が現れた場合は、副作用に対する治療が行われます。これを**支持療法**といいます。強い副作用が現れた場合は必要に応じて休薬や減量が必要なこともあるので、我慢せず、担当医に相談しましょう。

ここが大事!!

●服薬と副作用について記録

副作用が強かったり、ふだんと違う症状が現れたりして担当医に相談する場合、症状についての詳しい情報があると、副作用への対処だけでなく、その後の治療にも役立ちます。

そのためにも、服薬に関する情報を記録する習慣をつけましょう。

飲んだ薬の種類と数、副作用が現れた時刻や強さの程度、継続した時間などのほか、服薬する前の体調や行動など、いつもと違う状態があればいっしょにメモしておきましょう。

化学療法による主な副作用と支持療法

副作用		症状	支持療法
消化器の症状		吐き気・嘔吐・食欲不振・口内炎・下痢	制吐薬（予防） 食欲促進薬 うがい薬、外用薬 点滴、止痢薬
末梢神経障害		手足のしびれ 筋力・運動能力の低下、めまい	休養
皮膚障害		脱毛 皮膚の色素沈着	（治療終了後、徐々に回復） 薬の減量、一時中止も
骨髄抑制	白血球減少	細菌・真菌の感染などによる発熱	抗生物質、 G-CSF製剤
骨髄抑制	血小板減少	出血傾向	止血薬、 血小板輸血
骨髄抑制	血色素減少	貧血、倦怠感	赤血球輸血
腎臓障害		腎機能の低下	水分補給、利尿剤
肝臓障害		肝機能の低下	休養、安静
肺機能障害		肺機能の低下	休養、ステロイド剤
心臓障害		不整脈、心不全、心筋障害	休養

セルフケアで副作用をやわらげる

副作用には、すぐに医師の診察を受けたほうがよいものもありますが、あまり気にする必要のないものもあります。

一般的に、程度の軽い副作用の場合、くり返すうち徐々に慣れてきて、症状の現れ方もわかってきます。

症状が現れ始めたら落ち着いて対処できるよう、セルフケアの方法を心得ておきましょう。副作用をやわらげることができるだけでなく、自覚症状のない骨髄抑制によって起こる感染や出血多量などを防ぐことができます。

療養生活を少しでも快適にするためにも、副作用対策は欠かせません。

主な副作用のセルフケアのポイント

口内炎

・うがいや歯みがきをきちんとして口腔内を清潔に保つ
・やわらかい歯ブラシを使い、歯茎を傷つけないようにする
・刺激の強い食べ物や、固いものを避ける
・うがいやリップクリームなどで、口腔内と唇の乾きを防ぐ

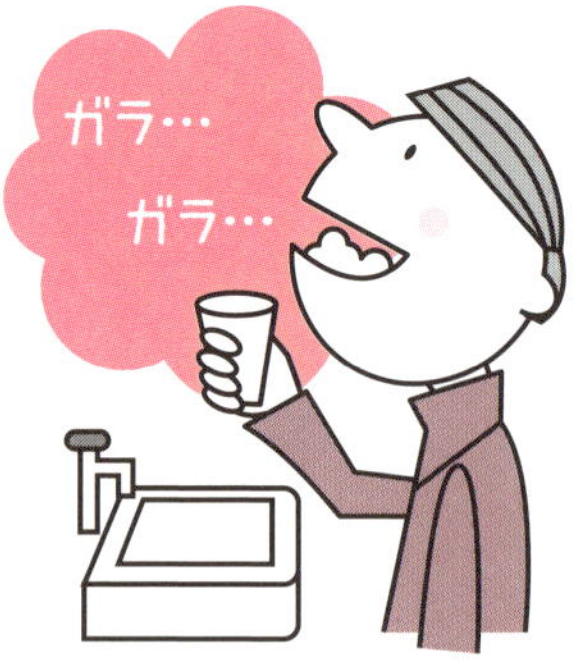

吐き気・嘔吐

・横向きに寝て、体を丸め、安静にする
・冷たい水でうがいをしたり、氷を口に含む
・臭いの強い花や香水などを避ける
・精神的な影響もあるので、腹式呼吸をしてリラックスする
・食べられるものを少量ずつゆっくり食べる

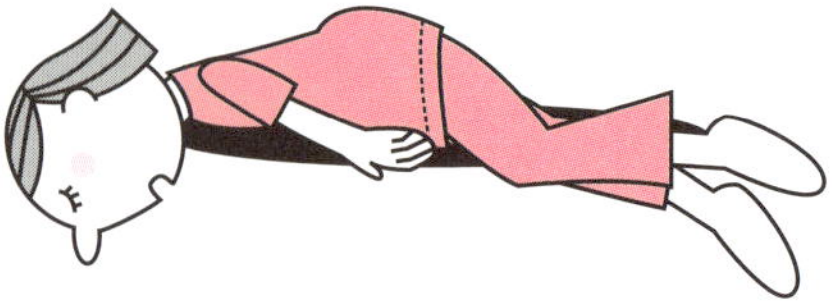

末梢神経障害

・外傷に気づきにくくなるため火傷やけがに注意する
・しびれたり麻痺している部分をマッサージしたり、温める
・靴下をはいて、足を保護する

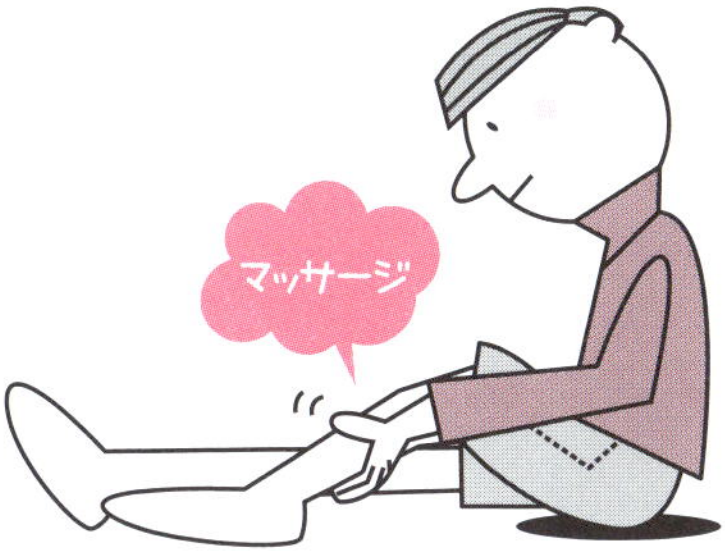

下痢

・安静にして、腹部を温める
・消化のよいものを少量ずつ食べ、刺激物や乳製品は避ける
・バナナなど、カリウムを多く含む食品を摂取するとよい
・スポーツドリンクなど、十分な水分補給をする
・排泄のあとは、洗浄する

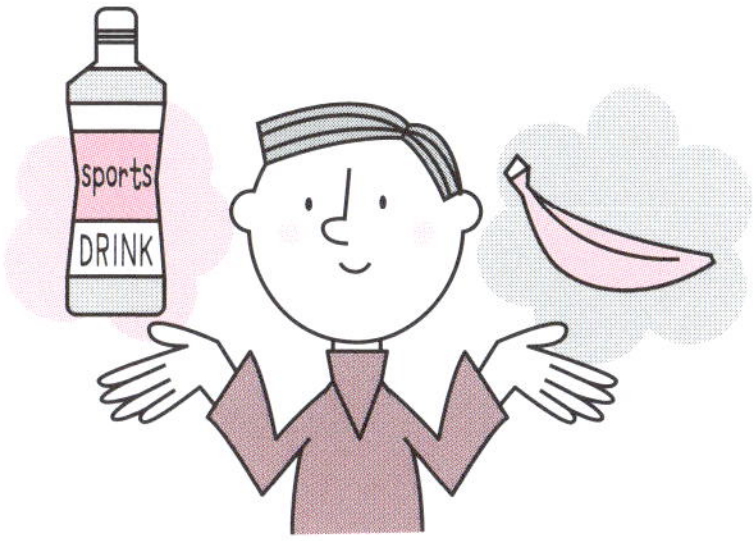

脱毛

・刺激の少ないシャンプーで爪を立てずに洗髪する
・やわらかいヘアブラシを使用し、ドライヤーも低温にするなど頭皮への負担を少なくする
・パーマやカラーリングは避ける
・やわらかい素材の帽子やバンダナを用いて、精神的ショックを軽減する

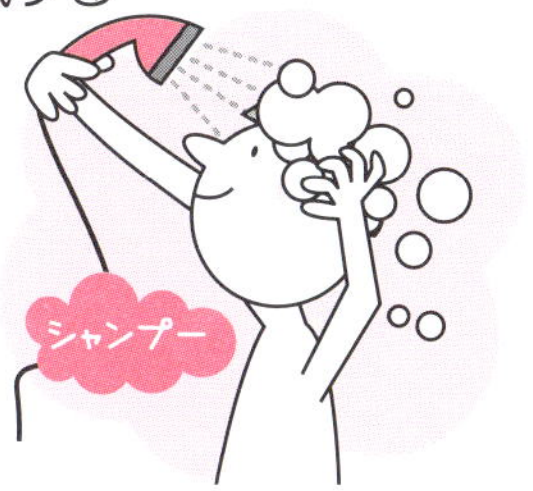

皮膚の色素沈着

・帽子や手袋を着用し、直射日光を避ける
・手のひらや足の裏がひりひりするときは熱いお風呂を避け、炊事の際はゴム手袋を使用する

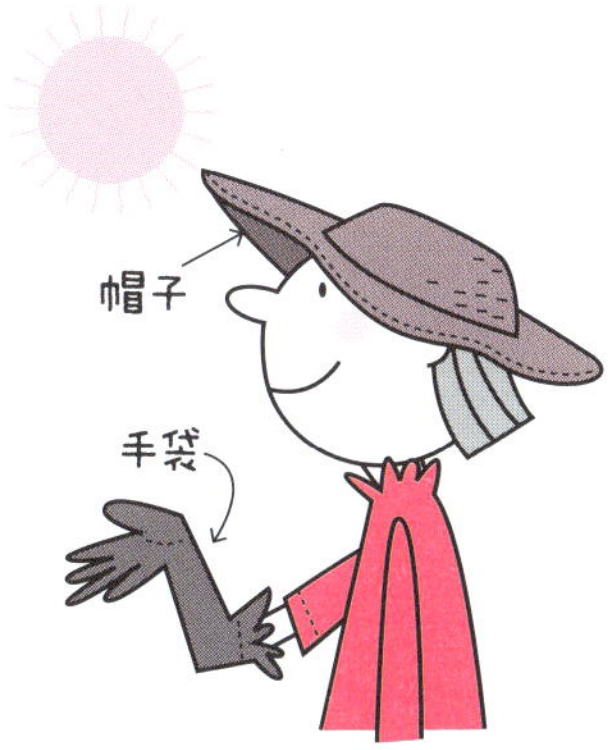

出血

血小板が減少すると、出血しやすくなり出血すると止まりにくくなる

・転倒や外傷、打撲に注意する
・激しく動く仕事やスポーツは避ける
・歯ブラシで歯茎を傷つけないようにする
・ひげを剃るときは電気シェーバーを使用する
・排便時は力まず、排泄が難しければ下剤を処方してもらう
・アルコールをひかえる（血液を固まりにくくするため）

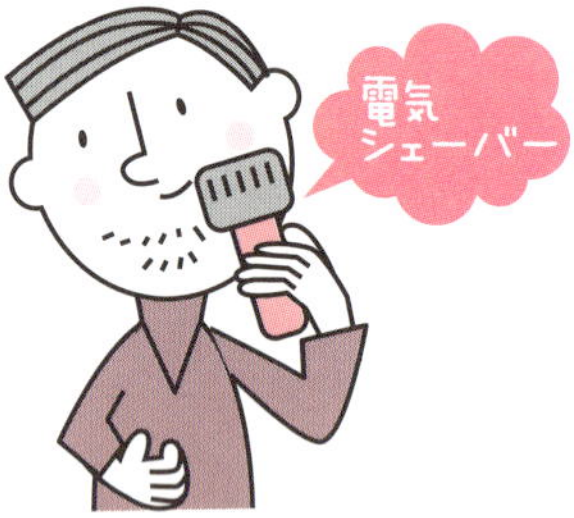

感染症

骨髄抑制により白血球が減少すると免疫機能が低下するため、感染症（発熱、下痢、のどの痛みなど）を起こしやすくなる

・うがい、手洗いをこまめにする
・体を清潔にし、排泄のあとは洗浄する
・保湿クリームなどで肌の乾燥を防ぐ
・切り傷に注意し、庭の手入れやペットの世話などするときは、手袋を使用する

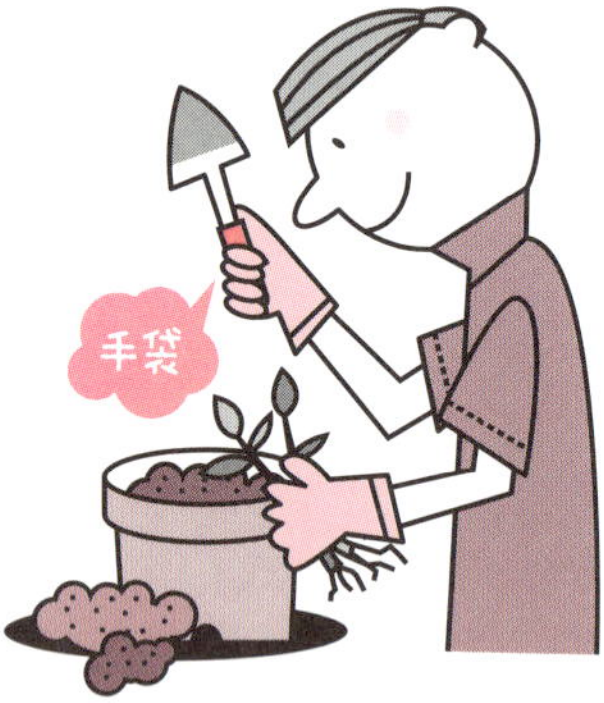

貧血

赤血球の数が減少すると、疲労、倦怠感、めまい、動悸・息切れなどの貧血症状を起こすことがある

・ゆっくりとした動作で動き始める
・ゆっくりと歩き、疲れたら休憩する
・お風呂は、熱くないお湯に短時間つかるようにする
・めまいがするときは安静にする

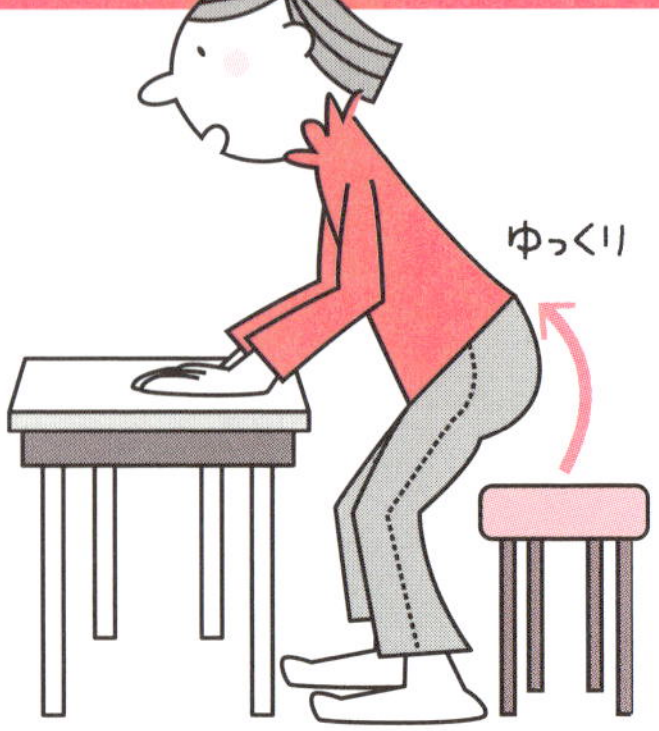

副作用対策

放射線療法で現れる副作用の対策

日本では少ない補助放射線療法

術後補助療法には、化学療法のほかに、放射線療法があります。

主に、直腸がんで、大腸の壁の固有筋層を越えてがん細胞が周囲に広がった場合や、術後の診断でリンパ節転移が見つかった場合、補助療法としての放射線療法が行われます。

また、化学療法と同時に行われる場合もあります。

しかし、日本では、手術成績が良好なことや、胃がん・大腸がんともに、放射線に対する感受性が高くないことから、あまり用いられていません。

副作用の現れ方・感じ方は、人それぞれ

放射線療法による副作用は、照射部位や照射量などによって異なり、感じ方の程度も人それぞれです。

治療中の主な副作用には、吐き気・嘔吐、下痢、皮膚炎、食欲低下、疲労感などがありますが、通常、治療終了から2～4週間で改善してきます。

また、大腸がんの場合、肛門痛や下血などのほか、治療して数カ月後に、腸管や膀胱に出血や炎症などが起きることもあります。

ここが大事!!

●現れやすい皮膚炎の対策

放射線療法で一般的に行われるのが、体の外から放射線を照射する外照射です。

そのため、照射された部位の皮膚には、日焼けのような症状が起こります。

治療中は、照射部位の皮膚をかいたりこすったりしてはいけません。ゆったりとした柔らかい生地の衣服を着用し、化粧水や香水などをつけることも避けたほうがよいでしょう。

皮膚が火照るときは濡れタオルなどで冷やし、保湿クリームなどでケアしましょう。

家族ができることを考える

患者さんの気持ちは不安定なもの

患者さんが、がんという試練を乗り越えていくうえで、家族は大きな支えになります。がんの告知や再発などの悪い知らせを聞いたとき、患者さんのつらさを、100％理解できなくても、どれほどの衝撃か察することはできます。そんな患者さんに対し、とりあえず受け入れる姿勢が大切です。

患者さんは病気の不安から、治療に対して消極的になり、治療を拒否するような態度や、投げやりなことばを口にすることもあるでしょう。しかし、そんな患者さんに対して、家族は患者さんの不安感や落ち込みを理解して、長い目で見てあげたいものです。少しずつでもよくなっていけるように辛抱強く接することが大切です。

「あいまいさ」を残すことが大事

患者さんをケアするには、家族の意見を押しつけたり、患者さんの考えを早急に求めたりしないことです。確定的なことばで励ますのではなく、どこか逃げ道をつくって接しましょう。「あいまいさ」を残したまま、ゆるやかなケアを心がけましょう。

ここが大事!!

●「励まし」は自分の不安を押しつけるだけの行為？

患者さんは病気の不安から、精神状態がギリギリのときがあります。精一杯生きている相手に「いつまでもふさぎこむな」「もっとがんばって」などとむやみに励ますのは禁物です。そんな励ましのことばをかける家族は、往々にして自分の不安を口にしているだけ、ということが多いもの。自分のことばが、本当に患者さんを支えることばになっているのかもう一度よく考えてみましょう。

■家族が行うケアの方法■

①病状や治療方針の説明のときは同席する

医療を受ける前に、医師などから医療行為について説明を受けるインフォームドコンセントに、家族も同席しましょう。

②がんについて知識を増やす

がんについての情報を得るために書籍や新聞、ウェブサイトなど調べましょう。家庭では病気のことをオープンにして、いっしょに勉強し率直に話し合いましょう。

③患者さんの考えをよく聞く

当事者は患者さん本人です。治療方針について家族が強制することはできません。患者さんの考えをよく聞きどんな援助ができるか考えましょう。

④患者さんのできることを考える

患者さんは何ができ、何ができないかをよく話し合い、家事の一部などできないことをサポートしましょう。

⑤自分のやり方を押しつけない

患者さんへのいたわりが過剰になると、家族は自分のやり方を押しつけたり、できることを取り上げたりしがちです。よく話し合ってできることは自分でしてもらいましょう。

⑥家族も自分の生活を大事にする

患者さんの不安を軽くしてあげるためには、身近な人こそ早く立ち直ることです。家族も自分の時間や生活を大事にして、ケアに疲れないようにしましょう。

家族は患者さんと話す機会を増やす

患者さんは話すだけで心がラクになる

「話をしただけでラクになった」と口にする患者さんは少なくありません。

相手が医療関係者でも家族でも、患者さんは話すだけで、胸の霧が晴れることもあるようです。相手が自分の苦しみを理解し、同調してくれることに安らぎを感じるからでしょう。

さらに、話すことで心の問題が整理でき、真正面から病気と向き合う勇気を持つきっかけになることもあります。家族はこうした会話の効果を理解して、患者さんが病気の不安などを話しかけてきたら、なるべく用事の手を休め正面に座ってゆっくり話を聞くようにしたいものです。

会話は患者さんのペースに合わせる

患者さんから病気について話があったら、患者さんのペースに合わせて会話を進めましょう。こちらの意見を押しつけるようなことはせず、話を聞く側に回ります。会話の量は患者さんが8割・家族が2割くらいを意識しましょう。大きくうなずきながら、自分が患者さんの支援者であることをわかってもらいましょう。

ここが大事!!

●心にも治癒能力がある

身体に自然治癒力があるように、心にも治癒力があります。

大きなストレスで凹んだ心も、心に備わった治癒力によって徐々に回復します。そんな回復の扉になるのが信頼できる相手との会話です。会話を通して自分を肯定してくれたことで、その事実が不安を解消する根拠になります。さらに、「自分にはたくさんの味方がいる」という思いが心を癒してくれます。

■患者さんとの会話のポイント■

①患者さんの話をよく聞く

患者さんは大きな不安の中にいます。まず話をよく聞き、がんばっていることをねぎらいましょう。

②まず患者さんの考えを肯定する

患者さんが悲観的なことを口にしてもすぐに否定したりせず、まず「そうだね」と肯定から入りましょう。

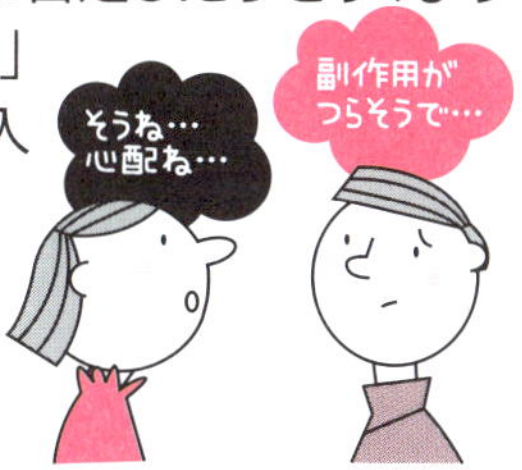

③患者さんのペースに合わせる

患者さんの話についていくことです。話題を変えたり、自分の考えを押しつけたりしないようにしましょう。

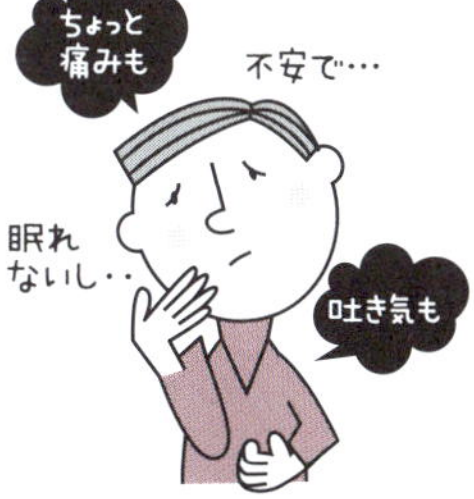

④元気なころと同じように話す

無理して演じるのではなく、元気なころと同じように自然に接しながら、不安が癒えるように話しましょう。

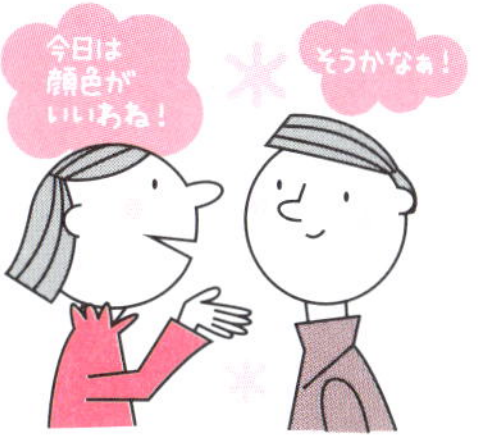

⑤表情と声のトーンも合わせる

患者さんが笑顔のときは笑顔を意識して、表情と声のトーンを合わせると安心して話ができます。

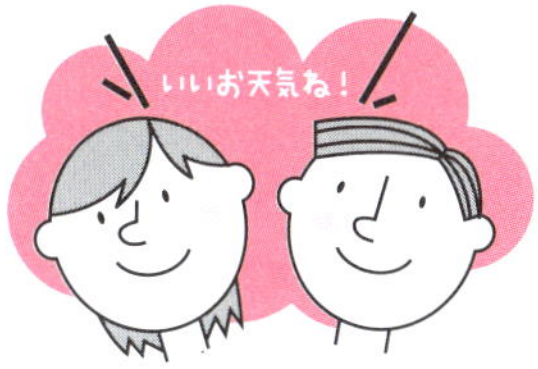

⑥「がんばってね」はひかえて

がんばっている患者さんに、これ以上「がんばれ」と強いるのは酷です。「がんばってるね」と認めましょう。

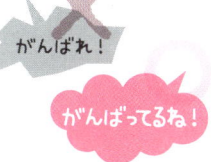

職場復帰のタイミングは？

社会復帰のめやすは食事と排泄の自己管理

消化器がんの場合、退院後の自己管理で大きな課題となるのが、食事と排泄でしょう。これらの課題が自分でコントロールできたときが、職場復帰のタイミングであると考えられます。

ただし、がんの病期、患者さんの年齢、体力、回復具合、職種によって職場復帰の時期は違います。いちがいに胃がんなら○カ月、大腸がんなら○カ月とは決められないのです。

勤務先から復帰の時期を問われることも多いでしょうが、即答せず担当医や会社の産業医と相談し、無理のない復帰プランを立てましょう。

復帰前にシミュレーションしてみる

職場復帰を決めたら、毎日の規則正しい生活の中で徐々に行動範囲を広げ、職場の近くにも行ってみましょう。電車やバスを利用して体が慣れていくのが実感できれば、通勤の不安も軽減されるでしょう。

また、デクスワークの仕事の人は、短時間でも、椅子に座って読書などに集中してみると、復帰したときのシミュレーションにもなるでしょう。

ここが大事!!

●人工肛門造設の場合の復帰

人工肛門を造設した場合、体力が回復し、人工肛門のケアが自分でできるようになれば職場復帰も可能です。

しかし、生活環境の変化による精神的ストレスや肉体疲労で、それまで順調に行えていたケアに支障をきたすことも考えられます。

いざというときに対応できるよう、通勤途中の公衆トイレや休憩できそうな場所を、あらかじめ探しておきましょう。

また、時間にゆとりをもって行動するようにしましょう。

こんな状態なら職場復帰

共通

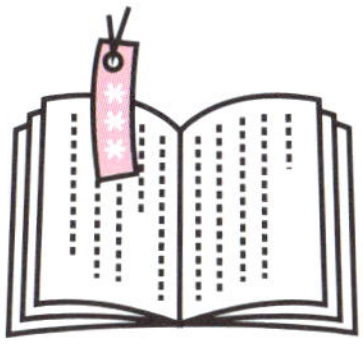

■短時間でも椅子に座って読書やパソコンなどに集中できる

胃

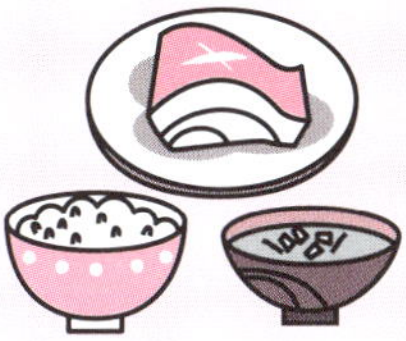

■食事の管理ができる

共通

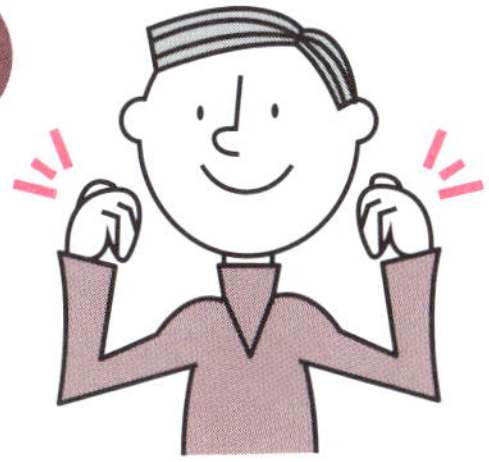

■体力と気力が十分回復している

直腸

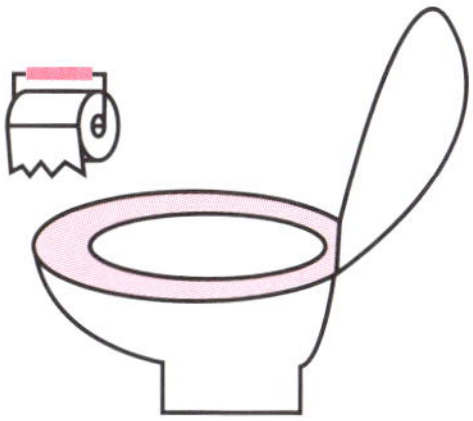

■排泄の管理ができる（ストーマケアも）

共通

■産業医や職場の上司と話し合い、復帰のタイミングや勤務体勢についての理解が得られている

直腸

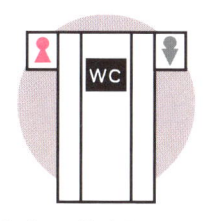

■通勤途中の公衆トイレや休憩場所などを確認してある

共通

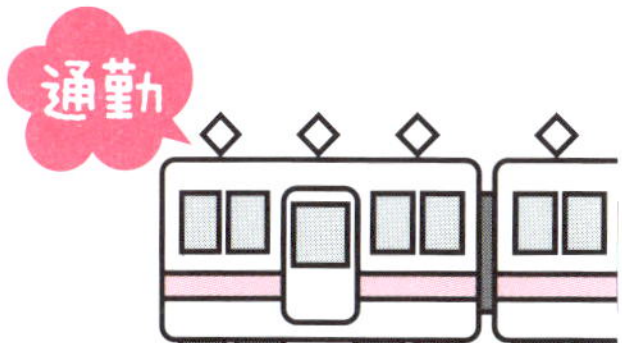

■徐々に行動範囲を広げ職場への通勤が無理なくできる

共通

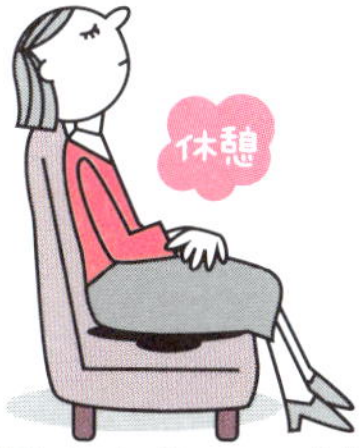

■急な体調の変化への対応策を心得ている

社会復帰

職場復帰してからの注意点

復帰後3カ月は慣らし期間と考える

順調に職場復帰できても、3カ月くらいは無理をせず、体調を慣らしていく期間と考えたほうがよいでしょう。ラッシュアワーの通勤を避けて時間差通勤にし、業務時間も半日程度に短くしてもらいましょう。

昼食後に休憩し、外食や会食を避けることも大切です。

また、体力が必要な仕事の場合、しばらく軽い作業やデスクワークにしてもらうなど、産業医や上司に相談して職場の環境を整えることも、長く働いていくうえで欠かせません。

職場の理解が得られると食事と排泄の管理がしやすい

胃切除の場合、食事を数回に分けてとらなければならなかったり、低血糖による疲労感や集中力の低下を防ぐために、食後2時間で糖分を補給するなど、食習慣が変化します。

また、大腸がんの術後数カ月～1年は、便の状態が不安定なため、トイレに行く回数が増えることも考えられます。食事や排泄の管理をきちんと行うためにも、職場の理解を得ておきましょう。

ここが大事!!

●人工肛門の人も温泉に入れる?

ストーマをもつ人でも温泉を楽しめます。ただし、注意したい点がいくつかあります。

①酸の強い湯に入るとストーマの周囲の皮膚がひりひり痛むことがあります。

②熱すぎるとストーマがやけどする心配があるので注意しましょう。

③ストーマ装具が気になるなら、目立たないように袋部分を小さくたたんでテープなどで固定すると目立ちません。

■職場復帰後の注意点■

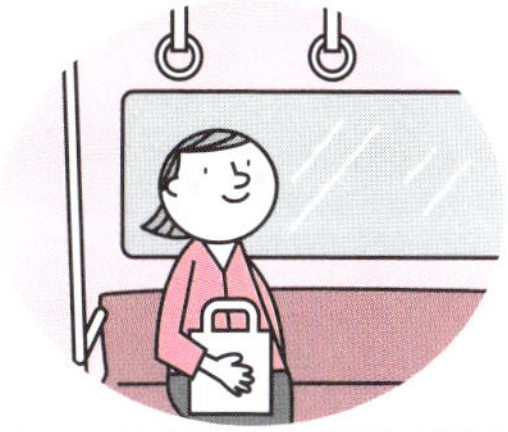

■ラッシュアワーを避け時間差通勤をする

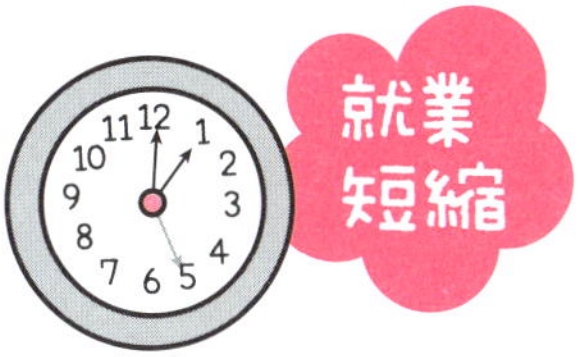

■職場に理解してもらい、半日程度の業務時間から慣らしていく

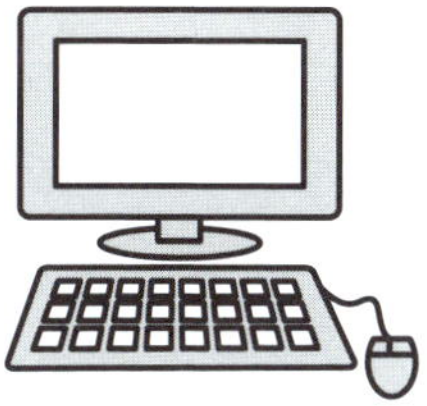

■軽作業やデクスワークからはじめる

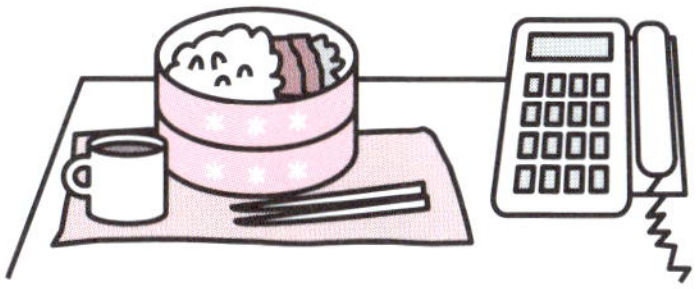

■食事の時間·回数などについて周囲の理解を得る

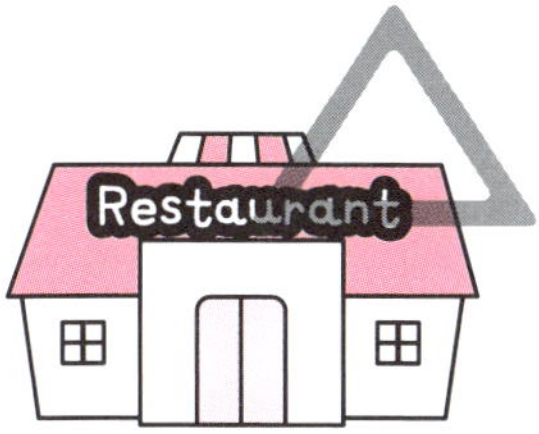

■職場での昼食は可能な限り外食はひかえる

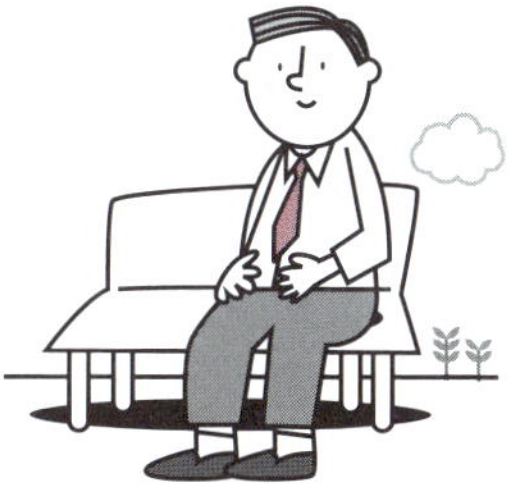

■昼食後に休憩する

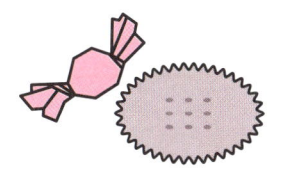

■食後2時間たったら糖分を補給する（胃切除の場合）

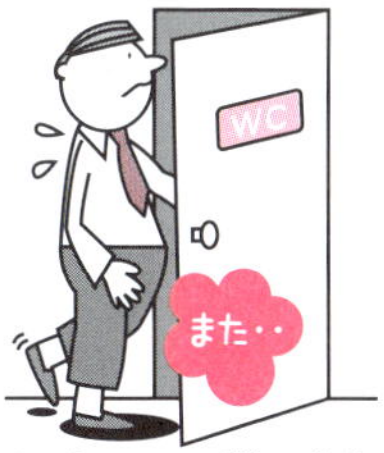

■トイレに行く回数が多いことなどあらかじめ話しておく

COLUMN

一般の健康診断も忘れずに

●胃がん・大腸がん術後の受診と検査

胃がん・大腸がんの術後、治療を引き続き行う場合は、治療の予定に応じて通院します。継続して治療を行わない場合でも、はじめは1～3カ月ごと、病状が安定してきたら半年から1年ごとに定期的に受診します。ただし、がんの病期や治療の内容と効果、体調の回復具合によって受診と検査の間隔はそれぞれですから、担当医とよく相談して決めましょう。

検査の内容は胃がんと大腸がんでは違いますが、食事の様子やおなかの状態などについての問診や診察が行われ、内視鏡検査や血液や尿などの検査が行われます。

●術後の受診と検査を受けていれば安心か?

このように、術後の受診と検査を行っている患者さんのなかには、定期的な検査を受けているから、会社の健康保険組合が行っている健康診断はパスしてもいいだろう、と考える人が少なからずいるのは驚きです。

でも、ちょっと待って!!　たしかに治療後の検査を受けていれば、術後の経過観察が行われている、と評価できるでしょうが、保険診療では、治療後のがんの検査以外は行いません。

つまり、別の病気については、まったくの無防備といえるのです。ですから、術後の検査を行っていても、必ず一般の健康診断も受けるようにしましょう。健康診断で新たながんが発見され、命拾いをしたという患者さんも少なくないでしょう。

第3章

再発・転移についての知識

胃がん・大腸がんの転移のしくみ

胃がん・大腸がんの3つの転移ルート

最初にがんができた部位から離れたところでがんが増殖する「転移」は、がん細胞が移動する方法によって3種類に分けられます。ひとつめが「**血行《けっこう》性転移《せいてんい》**」。がんが血管に入って運ばれるものです。ふたつめが「**リンパ行性転移**」。がんがリンパ管に入って運ばれ、リンパ節で増殖しながら広がっていきます。3つめが「**腹膜《ふくまく》播種《はしゅ》性転移《せいてんい》**」。がんの浸潤が進んで胃壁や大腸壁を破り、腹腔（腹部の内臓が入っている空間）内に散らばって増殖します。

転移が起こりやすい部位

胃がんや大腸がんの場合、血行性転移が起こりやすいのは肝臓や肺です。胃や大腸の血管はまず肝臓に集まって心臓へ送られ、さらに心臓と肺の間を循環します。そのため、がんのある部位から直接血液が流れ込んでくる肝臓や、肺に転移が多く見られるのです。リンパ行性転移は、まず、がんが発生した臓器に近いリンパ節に起こり、徐々に遠くのリンパ節へと広がっていきます。

ここが大事!!

●がんのタイプと転移の関係

がん細胞には「分化型」と「未分化型」のふたつのタイプがあり、それぞれ増殖のしかたが異なります（12ページ参照）。両者をくらべた場合、分化型のがんは血行性転移、未分化型のがんはリンパ行性転移や腹膜播種性転移を起こしやすい傾向があります。未分化型のがんは、がんが進行しても分化型に変化することはありません。でも、分化型のがんのなかには、未分化型に変わっていくものもあります。

がんの転移のしかた

血行性転移

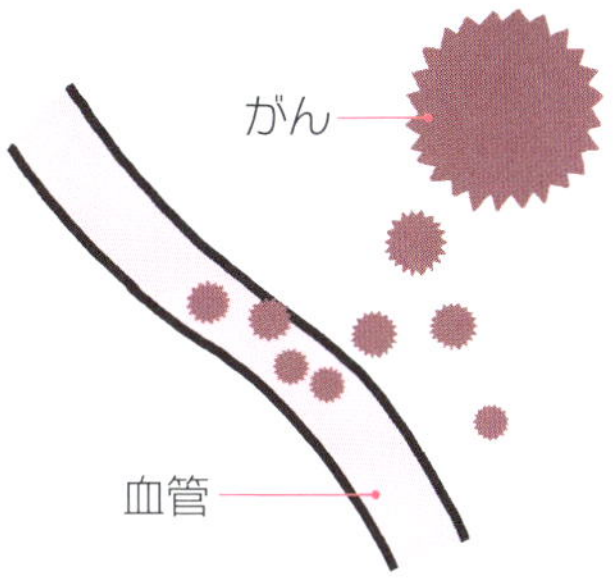

がん細胞が血管に入り込み、血液とともに全身へ運ばれる

リンパ行性転移

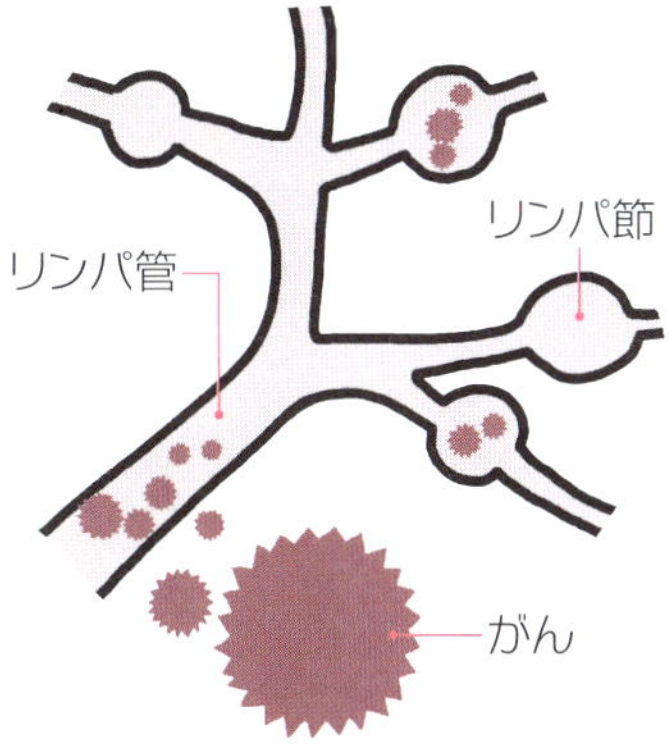

がん細胞がリンパ管に入り込み、リンパ節で増殖して広がっていく

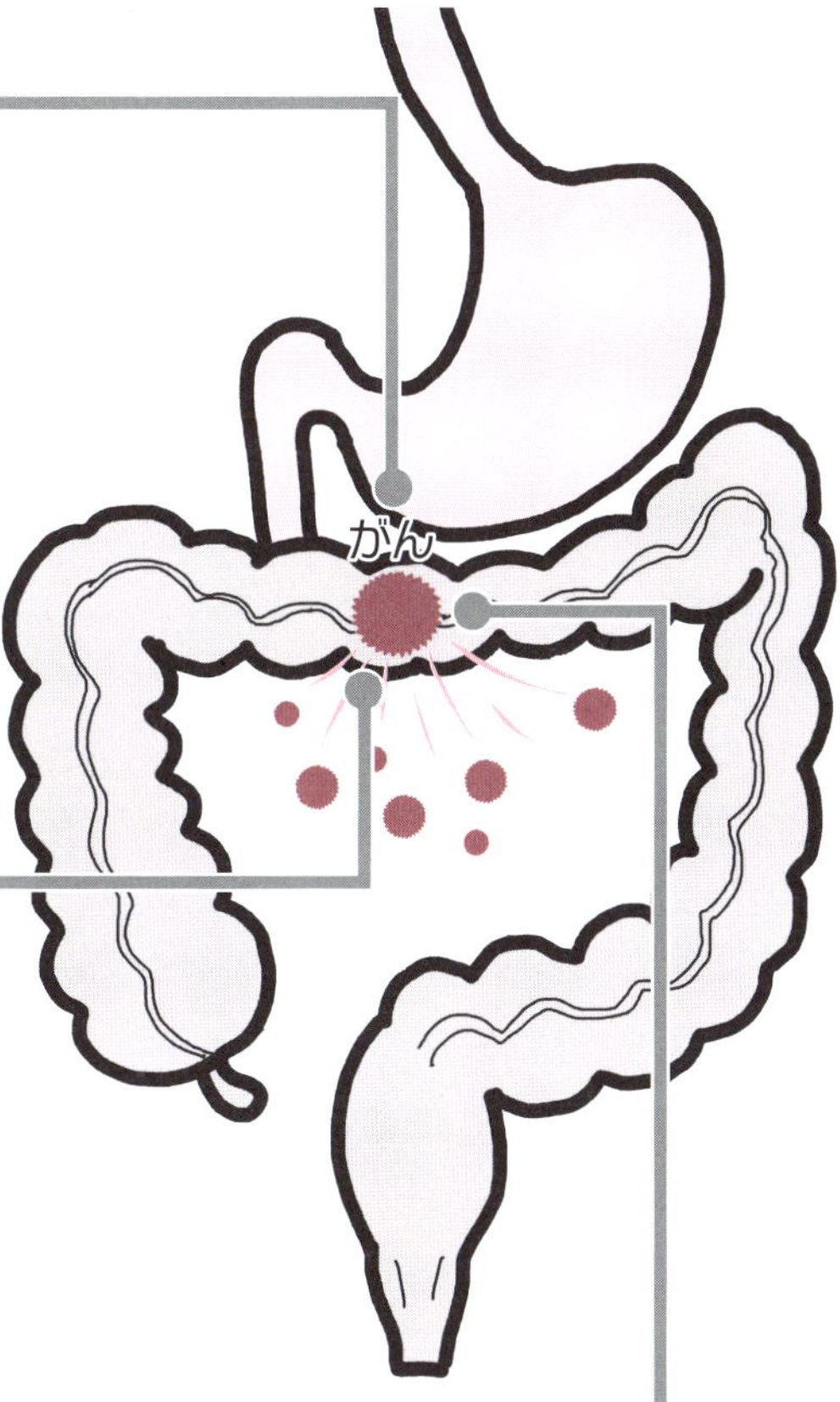

腹膜播種性転移

がんが腹腔内に散らばって増殖する

再発と転移

転移がんの特徴と症状

原発がんと転移がんの違い

最初に発生したがんを「**原発がん**（原発巣）」、ほかの部位に転移したがんを「**転移性がん**（転移巣）」といいます。たとえば胃から転移して肝臓で増殖したがんは、「肝臓がん」ではありません。転移した部位がどこであっても、転移性がんは原発がんと同じ性質を備えています。そのため、「胃がんの肝転移」または「転移性肝臓がん」のように呼ばれ、原発がんである胃がんに有効な抗がん剤などを用いて治療が行われます。

早期発見によって次の治療が可能になる場合もある

がんが肝臓に転移したときに見られるのが、黄疸やむくみなど。肺転移ではせきやたん、腹膜転移では腹水の貯留のほか、腸閉塞《ちょうへいそく》を起こすこともあります。リンパ節転移の場合は、増殖したがんが周囲を圧迫して痛みを起こしたり、しこりができます。ただし、転移性がんは多発している場合がほとんど。発見されたときはステージⅣになりますが、早期発見により次の治療が可能な場合があるので、不調を感じたら早めの受診が重要です。

ここが大事!!

●とくに名前のある転移

胃がんの場合、転移した部位によって、特別な名称で呼ばれることがあります。「**ウィルヒョウ転移**」は、左側の鎖骨の上のくぼみにあるリンパ節への転移のこと。「**クルッケンベルグ転移**」は、おもに閉経前の女性に見られる卵巣への転移、「**シュニッツラー転移**」は、腹膜内のダグラス窩《か》（直腸と子宮の間のくぼみ。男性の場合は直腸と膀胱の間のくぼみを指す）への転移です。

■転移性がんのおもな症状■

リンパ節への転移

・痛みを感じる
・しこりができる
・脚がむくむ　など

脳への転移

・頭痛
・めまい
・吐き気や嘔吐
・運動麻痺や感覚麻痺
・意識障害　など

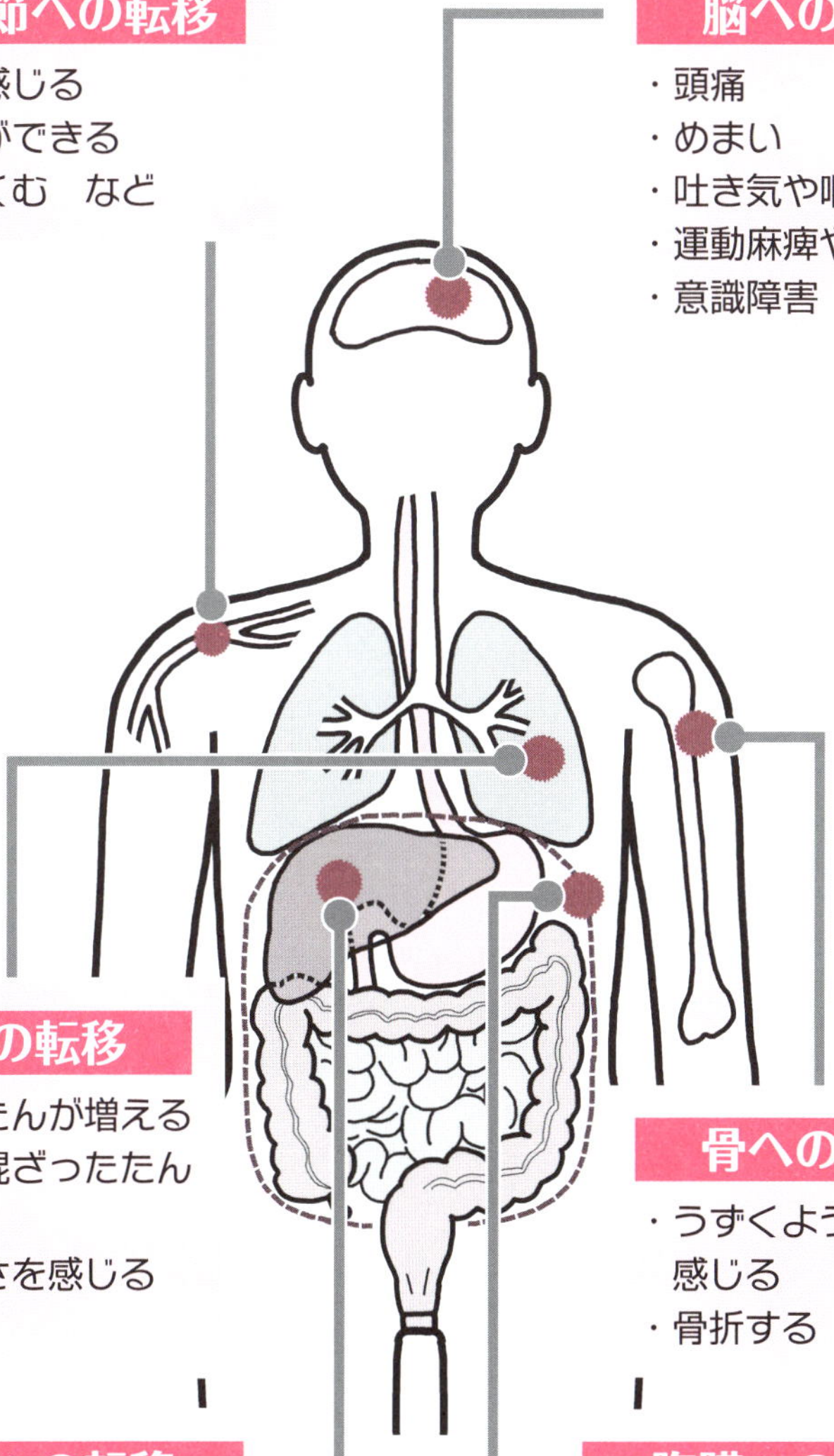

肺への転移

・せきやたんが増える
・血液が混ざったたんが出る
・息苦しさを感じる　など

骨への転移

・うずくような痛みを感じる
・骨折する　など

肝臓への転移

・黄疸（※1）が現れる
・腹水（※2）がたまる
・足がむくむ　など

腹膜への転移

・腹水がたまる
・腹痛や便秘
・腸閉塞　など

※1　血液中のビリルビン（胆汁色素）が増え、皮膚や白目が黄色っぽくなる
※2　血管やリンパ管からもれ出した液体

再発の発見に役立つ定期検診

術後5年間は必ず定期検診を

胃がんや大腸がんの手術後は、体に異常を感じなくても定期検診を欠かさないようにします。がんの再発や転移を早期に発見して適切な治療を行うため、再発・転移が起こりやすい術後5年間は、とくに注意して体調を見守る必要があるのです。受診のタイミングは、術後3年めまでは3～6カ月に1回、それ以降は6カ月～1年に1回程度が一般的。ただし、がんの性質や進行度などによって異なるので、主治医の指示に従って、きちんと検診を受けることが大切です。術後の5年間、再発や転移が起こらなければ完治したことになりますが、その後も1年に1回は通常の健康診断を受けましょう。

定期検診で行われる検査

定期検診では、手術した部位に加え、再発しやすい肺や肝臓などの状態もチェックします。血液や尿を採取してがん再発の可能性を調べる腫瘍マーカー検査に加え、胃（切除せずに残した部分がある場合）や大腸の内視鏡検査、CT検査、超音波検査、X線検査などの画像診断が行われます。

ここが大事!!

●腫瘍マーカーとは?

定期検診で行われる検査のひとつに、「腫瘍マーカー検査」があります。腫瘍マーカーとは、がん細胞がつくり出す物質のこと。通常は体内に少ししか存在しないため、量が増えると、がんの再発が疑われます。ただし、がん以外の原因で腫瘍マーカーの数値が高くなることもあるため、「腫瘍マーカーの上昇＝がんの再発」ではありません。腫瘍マーカー検査は、あくまで「再発の可能性」を調べるためのものです。

定期検診で行われるおもな検査

血液検査	腫瘍マーカー検査によって、再発の可能性を調べる（胃がん・大腸がんの腫瘍マーカー：CEA、CA19-9など）
超音波検査	肝臓への転移がないか、腹水がないかなどを調べる
CT検査	肺や肝臓、リンパ節などへの転移がないか調べる
内視鏡検査	切除後に残存している胃や大腸に局所再発がないか調べる

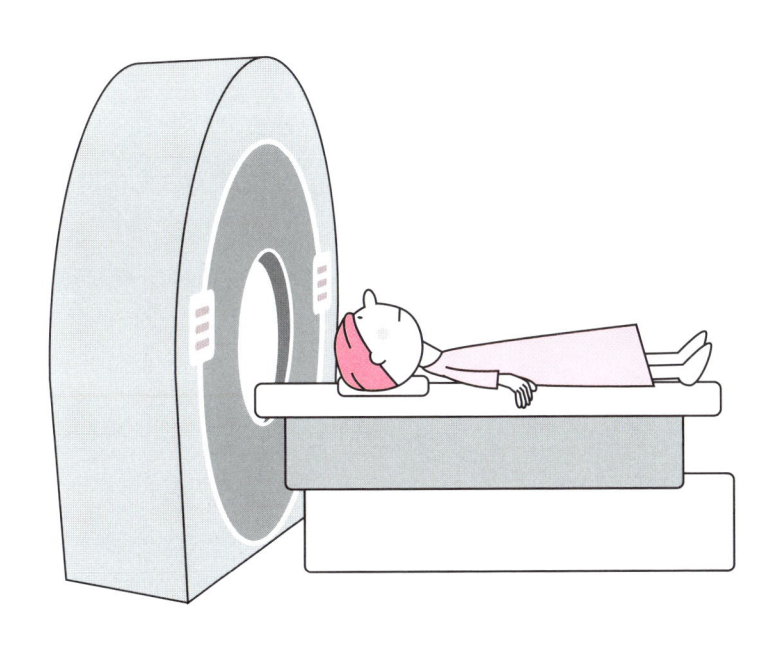

再発した胃がんの治療法

手術療法を行う場合

胃がんが再発したとき、手術によって治癒をめざせるケースは残念ながら多くはありません。がんが小さく、転移が複数の臓器に起こっていないときに限られます。それ以外に行われる手術は、症状をやわらげる「**緩和手術**」です。食べものが胃を通過しやすくするためにがんを切除したり胃と腸をつないだりする手術です。

再発したがんの一般的な治療法

手術以外のおもな治療法には、化学療法と放射線療法がありますが、再発したがんの治療はこの2つの治療法が中心になります。化学療法は、抗がん剤でがん細胞の増殖を抑える治療法です。薬が全身に作用するため、がんが広範囲に広がっていたり多発しているときにも効果が期待できます。

放射線療法は、体の外から放射線を照射し、がん細胞を死滅させるもの。骨転移による痛みをやわらげたり、脳への転移によって起こる症状を抑えたりするために行われます。こうした治療と同時に痛みなどをやわらげる緩和ケアも重要です。

ここが大事!!

●緩和ケア

がんの治療では、化学療法などと並行して緩和ケアも行われます。たとえば腹膜に転移したがんの場合、腹水の貯留によるおなかの張りをやわらげるために利尿剤を使ったり、腹腔に針を刺して腹水を抜いたりします。また、骨に転移したがんの治療には、痛みや骨折のリスクを軽減するため、骨を破壊する破骨細胞の働きを抑える薬も使われます。転移した部位にかかわらず、痛みをやわらげる鎮痛薬も用いられます。

■転移性胃がんの治療法■

リンパ節への転移 → 緩和ケア

・原発がん（最初に発生したがん）が漿膜《しょうまく》に達していない ・リンパ節への転移が少数で、ほかの部位への転移もない	手術で切除
リンパ節への転移が多数	抗がん剤による治療

腹膜への転移 → 緩和ケア

がんが腹膜内に広がると、すべてをとり除くのは難しい	抗がん剤による治療

肝臓への転移 → 緩和ケア

手術が可能な場合	手術で切除
手術に適さない場合	抗がん剤による治療。内服や点滴のほか、肝臓の動脈から、直接肝臓に薬を入れる方法もある

肺への転移 → 緩和ケア

手術が可能な場合	手術で切除
手術に適さない場合	抗がん剤による治療

骨への転移 → 緩和ケア

転移が骨だけに限られている	放射線療法
骨以外の部位にも転移が見られる	放射線療法＋抗がん剤による治療

脳への転移 → 緩和ケア

手術が可能な場合	手術で切除
手術に適さない場合	放射線療法

再発した大腸がんの治療法

結腸がんは局所再発が起こりにくい

大腸がんの場合、結腸がんと直腸がんでは、再発のしかたが異なります。結腸がんの手術では、がんの病巣の両側をそれぞれ10㎝ほど切除します。がんの周囲を広範囲にとり除くため、局所再発が起こりにくくなります。これに対して直腸がんは、手術する部位が骨盤に囲まれているうえ、近くに膀胱などの臓器や神経があります。そのため、がんの周りを大きく切除するのが難しく、結腸がんにくらべて局所再発が多く見られます。直腸そのものに加え骨盤内《こつばんない》再発（129ページ参照）も局所再発に含まれます。

局所再発は可能なら手術で切除

局所再発の場合、切除が可能なら手術で再発部位をとり除きます。直腸以外の骨盤内の臓器にもがんが発生している場合は、膀胱《ぼうこう》や子宮、膣《ちつ》などもあわせて切除することもあります。手術が適さない場合は、抗がん剤などによる化学療法や放射線療法が選択されます。化学療法や放射線療法の効果によっては、がんを切除するための手術を行うこともあります。

ここが大事!!

●局所再発のおもな症状

直腸がんの局所再発が起こった場合、初期には自覚症状がほとんどありません。でも、進行すると、肛門やおしりの痛み、血便、下血、脚のむくみや痛みなどが見られるようになります。また、組織の癒着などによって腸管がふさがる「腸閉塞」を起こす人もいます。腸閉塞が起こったときは、食事をとれるようにするために胃と腸をつなぐ手術や、排泄のための人工肛門をつくる手術が必要になることもあります。

■大腸がんの再発が起こりやすい部位■

	結腸がん	直腸がん	おもな治療法
局所再発	がんの周りを余裕をもって切除するため、局所再発は起こりにくい	直腸の構造上、がんのまわりを大きく切除することができないため、結腸がんにくらべて局所再発が起こりやすい 骨盤内再発（直腸の近くにある膀胱、子宮、膣、前立腺、精嚢《せいのう》などで起こる再発）も、局所再発に含まれる	・可能な場合は手術を行う。骨盤内再発が起こっている場合は、再発が見られる臓器も切除することがある ・手術に適さない場合は、化学療法や放射線療法を行う
大腸から離れた臓器への転移	肝臓や肺への転移が起こりやすい。骨や脳への転移もあるが、あまり多くは見られない		・可能な場合は手術を行う ・手術に適さない場合は、化学療法や放射線療法を行う ※127ページ参照
リンパ節への転移	大腸に近いリンパ節から、遠くのリンパ節へと広がっていく		
腹膜への転移	がんが大腸壁を破って腹腔内に散らばるために起こる		

緩和ケア

がんの緩和ケア

緩和ケアは告知のときから始まる

緩和ケアとは、がんによる身体的・精神的な苦しみをやわらげ、患者さんの生活の質（QOL）を向上させるための治療や支援のこと。患者さんがかかえる苦痛や悩みを「**全人的苦痛**（トータルペイン）」と位置づけ、さまざまな分野の専門家によるケアが行われます。「緩和ケア＝終末期医療」というイメージがありますが、現在ではがんの診断のときから始めるものになっています。手術などの積極的な治療と並行して、患者さんひとりひとりに応じたケアを選択していきます。

がんの痛みをなくし患者さんの生活を改善

緩和ケアの第一の目的は、がんの痛みをとり除くことです。痛みの治療に対する治療の指標となっているのが、WHO（世界保健機関）が提唱する「**3段階除痛ラダー**」という考え方。がんの進行度とは関係なく、痛みの強さを3段階に分けて、それぞれの段階に応じて鎮痛薬を選択していきます。鎮痛薬の適切な使用で痛みから解放されることにより、患者さん自身が望む生活を送ることが可能になります。

ここが大事!!

●緩和ケアはチームで行う

緩和ケアは、さまざまな分野の専門家が集まった「緩和ケアチーム」によって行われます。チームには、体や心のケアをする医師のほか、看護師、薬剤師、理学療法士、心理士、栄養士などがおり、患者さんと家族の療養生活をバックアップしてくれます。すべてのがん拠点病院（各都道府県のがん治療の中核となる病院）には緩和ケアチームがあり、それ以外の医療機関でも緩和ケアに力を入れているところがあります。

全人的苦痛（トータルペイン）とは

身体的苦痛

痛み、息苦しさ、だるさ、吐き気、動けないこと　など

精神的苦痛

不安、うつ状態、恐れ、いらだち、怒り、不眠　など

社会的苦痛

仕事上の問題、人間関係、経済的な問題、家庭内の問題、相続問題など

スピリチュアルペイン

人生の意味、罪の意識、苦しみの意味、死への恐怖、価値観の変化、死生観に対する悩み　など

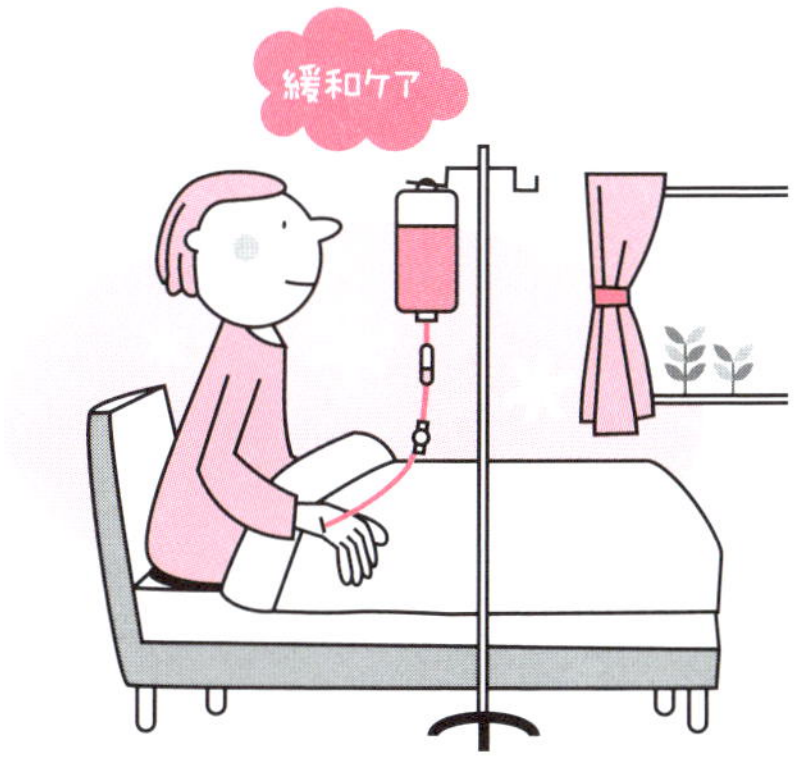

3段階除痛ラダー

軽度の痛み

非オピオイド鎮痛薬（アセトアミノフェンなど）

痛みが残る、または新たな痛みが出る

軽度～中等度の痛み

弱オピオイド鎮痛薬（コデイン、トラマドールなど）

痛みが残る、または新たな痛みが出る

中等度～高度の痛み

強オピオイド鎮痛薬（モルヒネ、フェンタニルなど）

必要に応じて鎮痛補助薬も使用

必要に応じて鎮痛補助薬や非オピオイド鎮痛薬も使用

緩和ケア

たくさんの味方をつくって「がん」と闘う

がんのつらさをひとりで抱え込まない

がんの患者さんは、病気のつらさは自分にしか理解できないと思いがちです。さらに、このつらさを家族などに告げたら、相手も苦しむだろうと気を使います。その結果、病気の不安や抑うつをひとりで抱え込み孤独感を深めます。相手に配慮するいっぽうで、イライラして配偶者などにあたります。そんな自分を責め、それが原因で心を病むケースが多いのです。

病気のことを不安に思うのは当然ですし、ときにはくじけてしまうこともあるでしょう。そんな自分を許すことから、心のケアを始めましょう。

味方をたくさんつくりましょう

がんとのつき合い方は、「共生」という面と「闘い」という面もあります。がんと闘うとき、ひとりでは心細いでしょう。まず家族を味方にしましょう。そして友人や職場の仲間、医師や看護師などの医療関係者、同じ患者さんの仲間、さらに広く考えれば「抗がん剤」や「睡眠薬」も味方につけて治療に前向きに取り組みましょう。

ここが大事!!

●がん専門病院ならいろいろなことが相談できる

がんの専門病院あるいはその病院と診察連携のとれている診療所では、患者さんと家族を支援するためのチーム医療体制が整備されています。

体調だけではなく、心の問題、家族の問題、経済的な問題も相談できる体制が整った病院が増えています。

がんとひとりで向き合うのではなく、ケアチームのスタッフと気軽に話すことでがんの不安を軽くしましょう。

あなたの周囲にいるたくさんの味方

心を支える味方

心を支える味方		知識を増やすための味方
家族（配偶者や子ども） 親戚 友人 ご近所 会社の上司や同僚 患者さんの仲間 患者の会	＋	関連の書籍 インターネット 新聞・雑誌 体験談

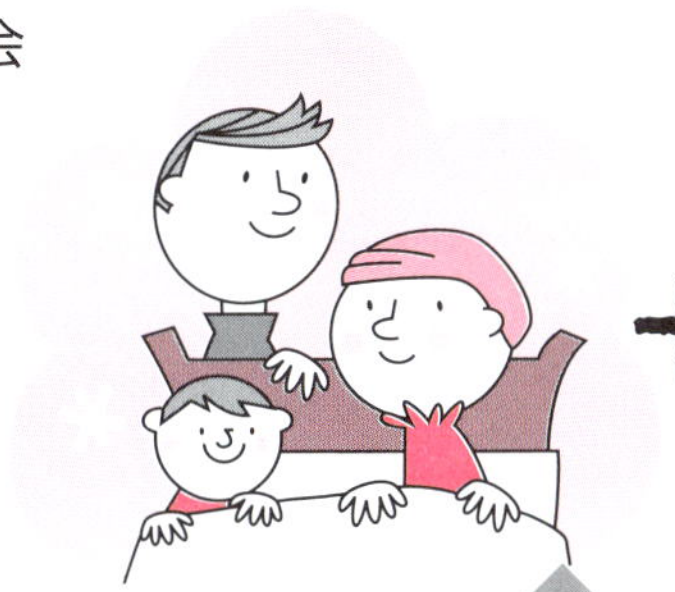

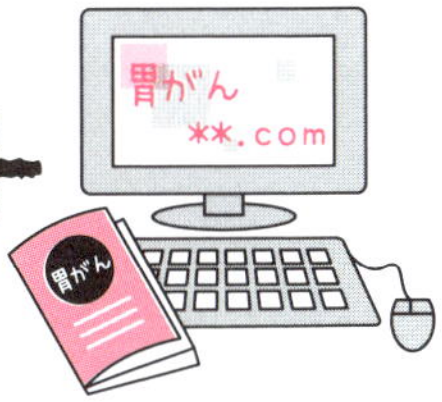

医療面での味方

医師	専門職	相談窓口
外科医 腫瘍内科医 腫瘍精神科医 精神科医・心療内科医 放射線外科医 緩和医療医 形成外科医 病理診断医 画像診断医 核医学科医 リハビリテーション科医 麻酔科医	看護師 薬剤師 放射線技師 理学療法士 細胞診断士 管理栄養士 心理療法士 臨床検査技師	ソーシャルワーカー

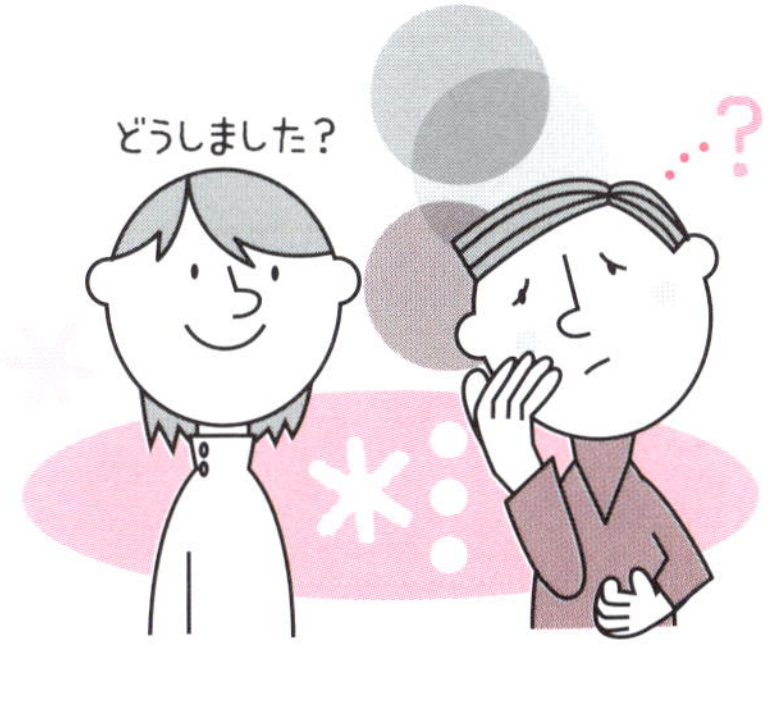

緩和ケア

痛みを感じたら我慢せずに訴える

痛みによって治療に悪影響が出ることもある

日本では、古くから痛みを我慢するのは美徳の1つとされてきました。「痛い」と大声を上げると、「大げさな人」などと軽蔑されることさえありました。しかし、病気による痛みを我慢してよいことは1つもありません。我慢強さがマイナスに働くことがあるからです。我慢した痛みが原因で食欲が落ちたり、睡眠不足に悩まされることがあります。その結果、体力の消耗から免疫力が低下して治療にも悪影響をもたらす心配もあります。

痛みを感じたらためらわず医師に相談を

さらに、痛みは患者さんの生き方や考え方に大きく影響します。患者さんは激しい痛みを感じると、病気への不安が高まり、前向きに治療を受けようという気持ちが萎えてきます。日常生活の中でも苦痛が大きな割合を占めると少しも楽しめず、生活の質（QOL）も低下します。そうならないように、痛みを感じたら主治医に相談することです。強い痛みであれば、緩和医療科、精神腫瘍科などと連携した「痛み」に対する治療がスタートします。

ここが大事!!

●「痛み」と「うつ」はメダルの表裏の関係

がんの治療において「痛み」と「うつ」は相互に関連して生活の質を低下させます。痛みを放置すると、大きなストレスとなって「うつ」を誘発するからです。そんな患者さんの痛みを緩和させると、ひどい落ち込みがなくなり、前向きに治療に向かえることができることがあります。または、がんに対する不安から「痛み」を感じてしまう患者さんもいます。うつの治療をしたら痛みがすっと消えることもあります。

痛みを我慢

強い痛みがある

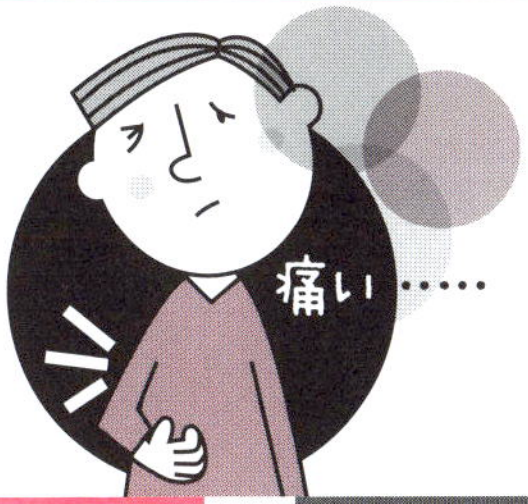

○ 痛みの治療を受ける

- 体力や精神力が回復する
- 治療に対して積極的になれる
- 生活の質（QOL）が向上する
- 免疫力がアップする
- 体に良い影響が現れる

日常生活を心ゆくまで楽しめる

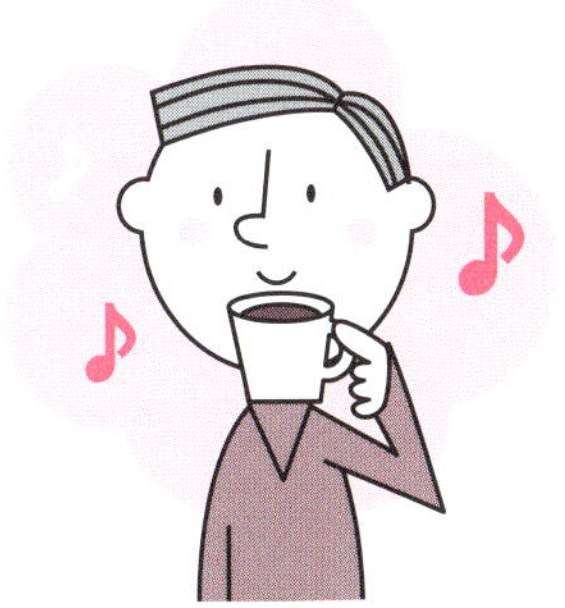

× 痛みを我慢する

- 病気への不安や治療への不信が高まる
- ストレスが大きくなる
- さらに痛みが強くなる
- 抑うつ状態になる
- 生活の質が低下する

日常生活が楽しめない

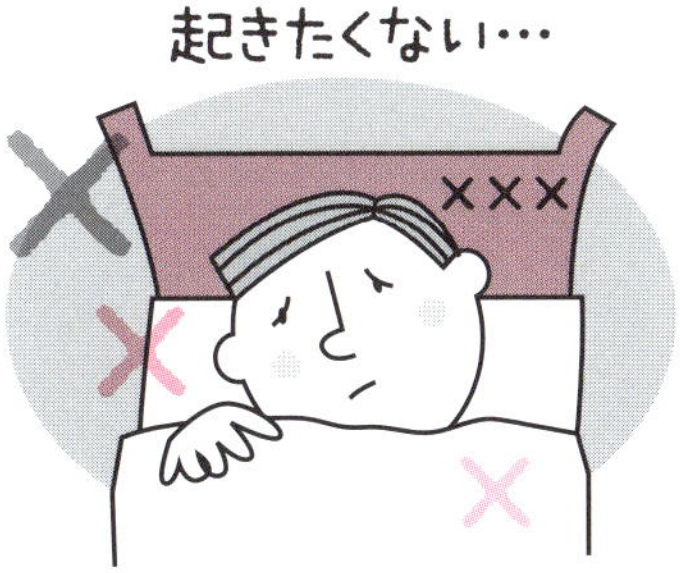

緩和ケア

緩和ケア病棟（ホスピス）を利用する

専門施設に入院して緩和ケアを受ける

治療のための入院・通院中は、医療機関の緩和ケアチームによるケアを受けますが、病状や患者さんの希望に応じて、緩和ケア病棟や在宅で緩和ケアを受けることも可能です。「**ホスピス**」とも呼ばれる緩和ケア病棟は、がんの治癒をめざす治療が難しくなったり、治療を望まなかったりする患者さんを対象とする入院施設。一般病棟とは異なり、患者さんの苦痛をとり除き、生活の質（QOL）を上げることを目的としています。苦痛をとり除くためのの対症療法や体調維持に必要な処置・検査は行いますが、抗がん剤の投与など、がんそのものの治療は行わないことがほとんどです。

家族のための設備も充実

緩和ケア病棟は、患者さんの生活の場としての役割も重視しています。病室のほか、ほかの患者さんといっしょに過ごせる談話室などもあり、趣味やレクリエーションを楽しむこともできます。家族と過ごすための設備も用意されており、宿泊用のベッドやキッチンを備えているところもあります。

ここが大事!!

●緩和ケア病棟の探し方

緩和ケア病棟への入院を希望するときは、担当の医師や看護師、病院のソーシャルワーカーなどに相談します。地域のがん拠点病院にある「相談支援センター」や、国立がん研究センター・がん対策情報センターのホームページでも情報を集めることができます。入院前に外来診療を受けるなどの準備も必要なので、病院を決めたら早めに問い合わせを。入院希望者が多いと、申込みから入院までに時間がかかることもあります。

■緩和ケア病棟の特徴■

アットホームな生活の場

病室は個室が多い。談話室などの共有スペースもあり、穏やかな雰囲気のなかで過ごせる

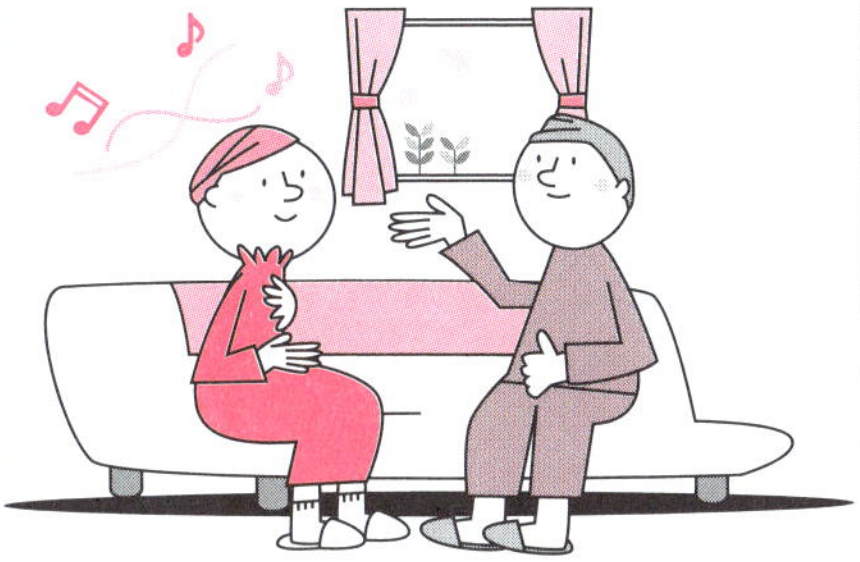

苦痛をやわらげる治療を行う

心身の苦痛をとり除くためのケアが中心。がんそのものの治療は行わないことが多い

家族との時間を重視

面会時間に制限がなく、家族が使える部屋や施設なども用意されている

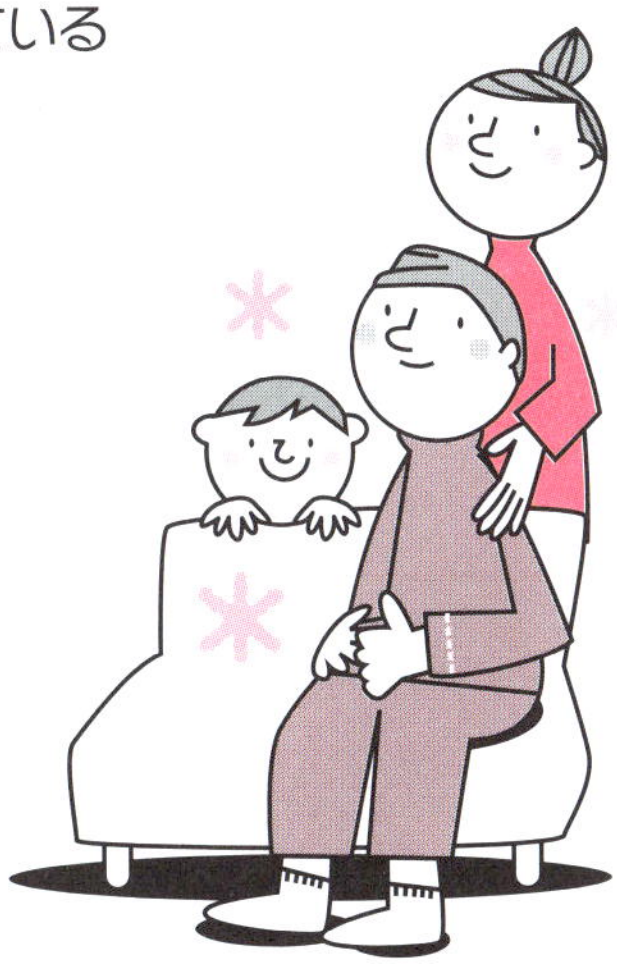

つらい検査などは最小限に

対症療法や体調維持に必要な処置・検査も最小限にし、体への負担を減らす

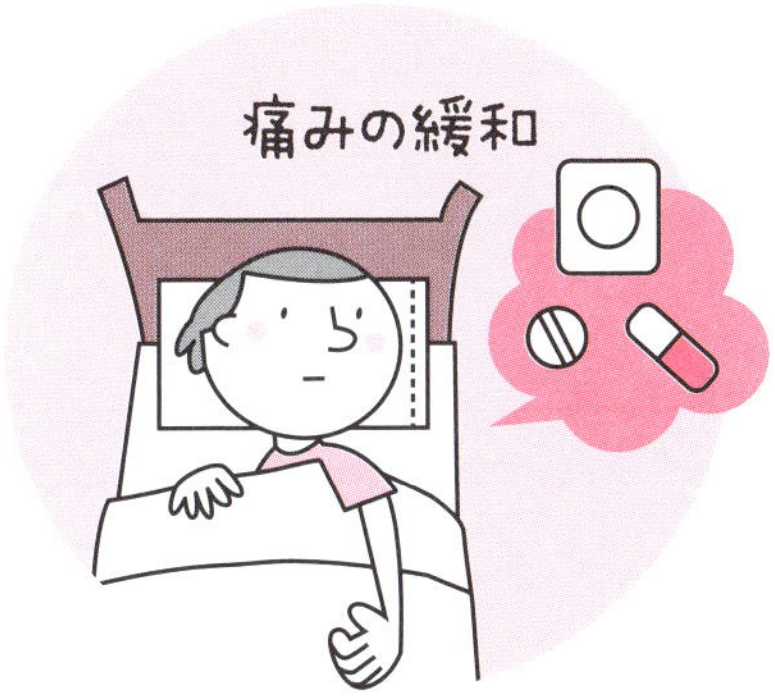

在宅で緩和ケアを受ける

在宅ケアは医師・看護師と連携して行う

患者さんが希望する場合、自宅で緩和ケアを受けることもできます。自宅療養のメリットは、患者さんがリラックスして過ごせることと、家族との時間をもてることです。その反面、医療の知識がない家族に十分なケアができるのか、という不安もあるでしょう。でも、地域によって異なりますが、主治医と連携している訪問診療医や訪問看護師が定期的に訪れて診察やケアを行い、家族をサポートしてくれます。在宅での緩和ケアを希望する場合は、主治医や訪問診療医・看護師などを交えて事前の準備をしっかりと。日常的なケアの方法や緊急時の対応などを具体的に知り、不安を解消しておきましょう。

ほとんどの緩和ケアは自宅でもできる

原則として、入院中に行っていた緩和ケアのほとんどは自宅でも可能。痛みをとり除く治療に加え、栄養補給、酸素吸入、導尿、腹水をとる処置なども在宅で行うことができます。また、緊急時には、訪問診療医や訪問看護師が対応してくれます。

ここが大事!!

●万一に備えて、病院と薬局を探しておく

在宅での緩和ケアを選択するときは、万が一に備えて緊急入院が可能な病院を探しておくと安心です。がんの治療を受けた病院か、訪問診療医に紹介してもらいましょう。訪問診療を行う診療所は、緊急入院が可能な病院と提携していることが多いからです。また、病院ではなく調剤薬局で薬を購入したい場合、鎮痛剤の種類によっては在庫がないことも。確実に購入できる薬局も探しておきましょう。

在宅での緩和ケアを支えるシステム

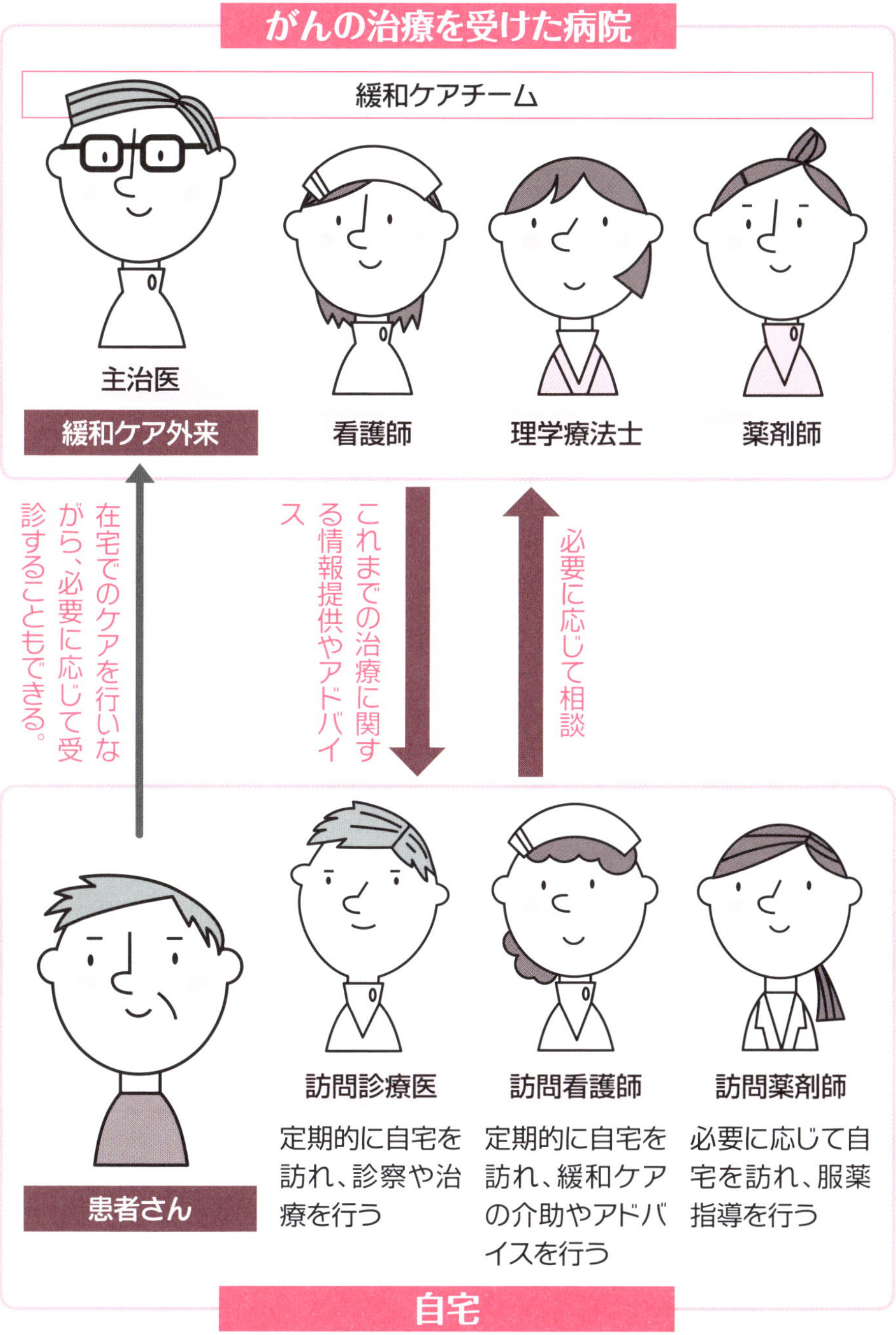
がんの治療を受けた病院
緩和ケアチーム
主治医
緩和ケア外来
看護師
理学療法士
薬剤師
在宅でのケアを行いながら、必要に応じて受診することもできる。
これまでの治療に関する情報提供やアドバイス
必要に応じて相談
患者さん
訪問診療医
定期的に自宅を訪れ、診察や治療を行う
訪問看護師
定期的に自宅を訪れ、緩和ケアの介助やアドバイスを行う
訪問薬剤師
必要に応じて自宅を訪れ、服薬指導を行う
自宅

補完代替療法は自分が納得して選ぶ

事前に主治医に相談し安全性を確認

「**補完代替療法《ほかんだいたいりょうほう》**」とは、手術や化学療法といった医療を補ったり、医療のかわりに行ったりする治療法のこと。サプリメント・健康補助食品、鍼灸、精神療法など、さまざまなものがあります。こうした治療のがんに対する効果は医学的・科学的に証明されていませんが、それでも補完代替療法を試してみたいときは、事前に主治医に相談することが大切です。とくに、サプリメントや漢方薬などのなかには抗がん剤との併用に向かない成分が含まれているものもあるので、自己判断で使用するのはやめましょう。

十分に情報を集め自己責任で行う

事前に医師に相談した場合でも、補完代替療法を行うかどうかを決めるのは患者さん自身です。まずは情報を集め、内容を理解したうえで冷静に判断しましょう。また、実際に行ってみて効果が得られても、病院での治療は医師の指示に従って続けます。補完代替療法は、あくまで医療を補うものであることを忘れずに。

ここが大事!!

●情報は信頼できるところから

補完代替療法について調べるときは、情報の信頼性を見きわめることも大切です。もっとも信頼できるのは、厚生労働省などの公的な機関が情報源となっているもの。インターネットや書籍などで情報収集をする際は、特定の商品の販売を目的としていないことや、著者・発信者が専門家であることなどを確認します。医療を否定して補完代替療法を勧めていたり、費用が高すぎたりするものには注意が必要です。

■補完代替療法を行う前に■

補完代替療法のいろいろ

サプリメント・健康補助食品、鍼灸、マッサージ、気功、アロマテラピー、精神療法、運動療法、温泉療法、芸術療法　など

信頼できる情報を集め、治療の内容を正しく理解する

主治医に相談し、治療に悪影響を及ぼさないことを確認する

費用や時間の面での負担が大きすぎないかどうか考える

家族や信頼できる友人などに、冷静な意見を求める

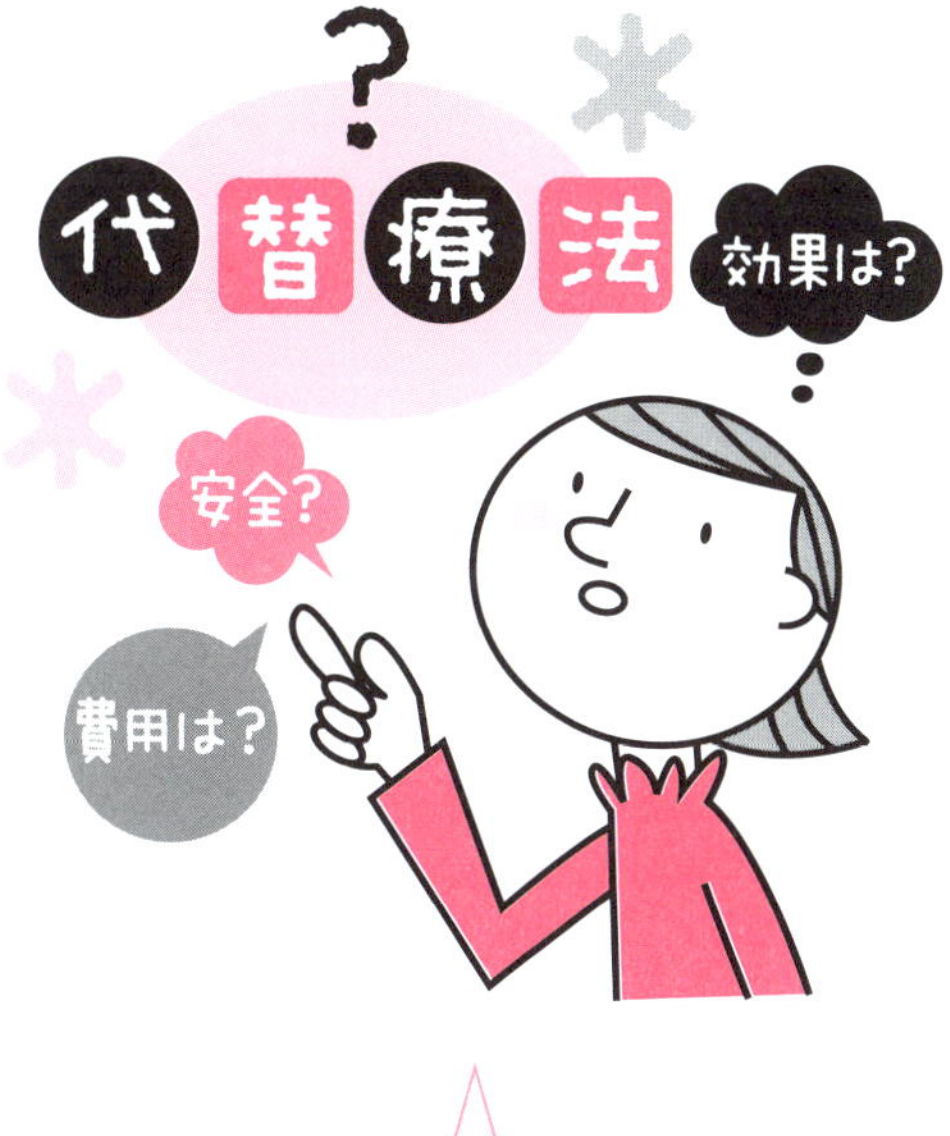

こんなときは要注意

- □医療を否定する
- □「絶対に治る」と主張する
- □費用が高すぎる

COLUMN

患者さんとともに家族のケアも必要

●がん患者の家族の2〜3割に不安症状

がんの告知を受けたとき、患者さんは大きなショックを受けますが、家族も同じように精神的な衝撃を受けるといわれています。多くの調査ではがん患者を抱える家族の2〜3割に強い不安や抑うつが認められたことが明らかになっています。

家族の苦しみは患者さんが告知を受けたときから始まり、治療がうまく進めば家族も元気になり、治療の経過がよくないと家族も沈みがちになるという傾向があります。

さらに、患者さんが亡くなったあとの家族の悲しみや喪失感は大きく、心身の状態を悪化させるなど死別後の苦しみが少しも癒えない家族も少なくありません。

このように家族はストレスを抱えやすい状態ですから、日ごろから心身をリフレッシュするなど、患者さん以上に自身の心のケアを心がけたいものです。

●家族も心がけたい心のケア

①患者さんのケアだけでなく、ときには人と積極的に交流する
②ひとりになりたいときもあるはずなので、家族もときには人と離れて静かな時間を過ごす
③できるだけ体を動かし、よく眠るようにする
④患者さんの前で、無理して感情を押し込めない
⑤不安や落ち込みでつらくなったら気軽に心の専門家に相談する
⑥患者さんの容体で自分を責めない
⑦患者さんに向き合うだけでなく、家族も自分の生活を大事にする
⑧亡くなったとき、悲しみを無理に押し込めない
⑨亡くなったとき、悲しみから立ち直るのに時間がかかることもある

経済的な支援のいろいろ

第4章

胃がん・大腸がんの治療費は？

がんの種類や治療方法によって違う治療費

胃がん・大腸がんの治療にかかわる費用は、がんの種類、治療法、入院期間・治療期間、薬や抗がん剤の種類によって大きく違ってきます。左の表にある通り、胃がん・大腸がんとも手術料、薬代、入院費などの医療費は2週間の入院で110～180万円がめやすになります。医療費が150万円なら、3割負担の患者さんで45万円、1割負担の方で15万円程度の負担になります。これは手術による治療の費用ですが、さらに術後に通院しながら抗がん剤治療を受ける場合は、毎回医療費を支払わなくてはいけないので、かなりの出費が予想されます。

高額療養費制度を利用すれば

高額になるがんの医療費ですが、一定の額を超える分は加入する医療保険が賄ってくれる「**高額療養費制度**」（150ページ参照）があります。100万円の医療費（自己負担30万円）の患者さんの場合（所得区分＝一般）高額療養費制度を利用すれば自己負担額は9万円程度。費用を見積もるとき、この制度を頭に入れておきましょう。

ここが大事!!

●入院時の医療費が定額となる新しい医療費評価制度

診断された病名・症状と治療内容、入院日数などの組み合わせに応じて、総医療費をあらかじめ設定した「診断群分類包括評価（DPC）」制度を導入する医療機関が増えています。1日あたりの点数が決められているため、投薬、注射、検査など決められた点数で包括して行われるので、患者さんは入院前に医療費のおおまかなめやすが把握できます。

治療方法による胃がん・大腸がんの治療費のめやす

胃がん

	治療法	期間	費用(3割負担の場合)
手術費のめやす	内視鏡的粘膜剥離術	7日間	約52万円(約15.6万円)
	胃全摘手術	14日間	約167万円(約50.1万円)
	幽門側胃切除手術	14日間	約140万円(約42万円)
	腹腔鏡下胃切除術	14日間	約151万円(約45.3万円)
化学療法の治療費のめやす	TS-1	6週間	約11.4万円(約3.4万円)
	TS-1、シスプラチン	5週間	約10.9万円(約3.3万円)
	パクリタキセル	4週間	約12.2万円(約3.7万円)

大腸がん

	治療法	期間	費用(3割負担の場合)
手術費のめやす	内視鏡的粘膜切除	2日間	約14万円(約4.2万円)
	直腸低位前方切除術	14日間	約160万円(約48万円)
	腹腔鏡下直腸切除手術	14日間	約184万円(約55.2万円)
	結腸切除術	14日間	約109万円(約32.7万円)
化学療法の治療費のめやす	カペシタビン	3週間	約5.9万円(約1.8万円)
	UFT+ユーゼル	5週間	約21.5万円(約6.5万円)
	XELOX	3週間	約16.9万円(約5.1万円)
	mFOLFOX6	2週間	約9.9万円(約3万円)
	FOLFIRI	2週間	約4.5万円(約1.35万円)
	mFOLFOX6+ベバシツマブ	2週間	約23.5万円(約7.1万円)
	mFOLFOX6+パニツムマブ	2週間	約32.5万円(約9.8万円)

◆手術治療の主な条件

①麻酔は全身麻酔5として算定
②術後、1日ICU入室
③入院費は含むが個室使用はなし、食事療養費·食事の自己負担は含まず
④超音波切開凝固装置加算、自動縫合器加算、自動吻合器加算などの加算を含む
⑤入院費用は病院ごとに若干異なる

◆化学療法治療の主な条件

①体表面積1.5㎡(おおむね身長160cm、体重50kgで計算)
②この金額に制吐剤などが加わる
③処方箋料や調剤料は別途加算される
④また注射では外来化学療法加算1回5800円などが追加される
⑤化学療法剤にもジェネリック医薬品がある

※済生会山形済生病院調べ(2012年7月現在)

公的助成・支援制度を利用する

公的な助成制度をフルに活用することが大切

がんの治療費は高額になります。出費を抑え、自分に合った治療を受けるためには、公的な助成制度をフルに活用することが大切です。

高額な療養費用がかかる患者さん、会社に勤務する患者さん、医療費の支払いが困難な患者さんなど、患者さんの状況によってさまざまな公的助成・支援制度があります。また、胃がん・大腸がんの治療のため、休職や退職を余儀なくされるケースもあります。休職による経済的な負担の軽減などについては会社に相談しましょう。退職により収入の道が閉ざされた場合、障害が残った場合、介護が必要になった場合など、それぞれの状況にあった支援制度が整備されています。

制度の相談は医療機関や自治体の窓口へ

支援制度を十分に活用するには、各医療機関の相談窓口や各自治体の相談窓口に問い合わせて、自分の状況を説明しどんな支援が受けられるか、情報を得ることが大事です。体験者に聞くことも有効なので、患者の会に参加すると役立つ情報が入手できます。

ここが大事!!

●人工肛門を造設したら

大腸がんの治療で永久人工肛門を造設した人は、身体障害者手帳（1級または3級・4級）の交付を申請することができます。

認定を受ければ障害者手帳による福祉サービスを受けられたり、障害年金の受給、税の控除や減免ができる場合があります。さらに公共運賃などの割引サービスが受けられる場合もあります。ただし、一時的人工肛門は対象になりません。

公的な助成・支援制度

医療費の負担を軽くする制度

高額療養費制度	1カ月単位でかかる医療費が一定額を超えた場合超えた分が支給される制度➡150ページ参照	加入する公的医療保険の窓口
小児慢性特定疾患医療費助成制度	がんを含む小児慢性特定疾患の治療にかかった費用の一部を助成する制度	市区町村担当窓口
重度障害者(児)医療費助成制度	重度の障害のある人の医療費の自己負担分を助成する制度	市区町村担当窓口

生活を支える制度

傷病手当金	会社員などが病気などによって休職する間の給料を一定額一定期間保障する制度	加入する公的医療保険の窓口
医療費控除	1年間に一定以上の医療費の自己負担があった場合、税金が軽減される制度	地域の税務署

収入が少ない場合は

ひとり親家庭等医療費助成	父親、母親、養育者がひとりで子育てする家庭の医療費を助成する制度	市区町村担当窓口
限度額適用・標準負担額減額認定	住民税非課税世帯に対し入院中の食事代や医療費の自己負担を軽くする制度	加入する公的医療保険の窓口
生活保護	病気などで働けず生活が困窮する家庭に医療扶助などを行う制度	市区町村担当窓口や福祉事務所
生活福祉資金貸付制度	低所得者などに対し生活福祉資金を貸付ける制度で、療養費などは無利子	市区町村の社会福祉協議会

介護が必要になったら

介護保険	65歳以上と、40歳以上でがん末期などの特定疾患の被保険者が申請できる	市区町村担当窓口
高額医療・高額介護合算療養費制度	医療、介護サービスの双方にかかった費用を合算し負担の上限を決めた制度	市区町村の介護保険窓口、加入する公的医療保険窓口
高額介護・高額介護予防サービス費	介護保険の自己負担額が一定額を超えたときに助成を受けられる制度	市区町村の介護保険窓口

障害が残ったら

障害年金	65歳未満の年金加入者が障害を負った場合に支給される	加入する年金の担当窓口
障害手当金、障害一時金	会社員や公務員が軽度の障害を負ったときに一度だけ支給される	加入する年金の担当窓口
身体障害者手帳	障害の程度によって税金の減免や公共交通機関の免除・割引などが受けられる	市区町村担当窓口や福祉事務所

人工肛門の人への福祉サービス

身体障害者手帳	高額所得者以外は市区町村から日常生活用具支給券が交付される。それによって装具の業者からストーマ装具、ストーマ用品、洗腸用具などを購入することができる	市区町村担当窓口や福祉事務所

COLUMN

人工肛門の人でも海外旅行はどんどん楽しめる

人工肛門であっても軽い運動や入浴、旅行などはこれまでと同様にできます。ただし、旅行が長期になる場合は、日程より少し余分にストーマ装具を用意するなどの配慮が必要になります。とくに海外旅行の場合、長時間飛行機に乗らなければならないこともあるのでいろいろ準備が必要です。

①旅先の衛生状態によっては、洗浄用にミネラルウォーターを用意すると安心です。

②飛行機に乗る前にトイレで便を捨て、余分な空気を抜いておきます。気圧の変化によって袋がふくらむことがあります。

③飛行機に乗るときストーマの面板をカットするハサミやカッターは無断で持ち込めません。あらかじめ申告しておくか面板の穴を事前にカットしておきましょう。

④機内では、できるだけトイレに近い座席にしてもらいましょう。身体障害者手帳を提示するか、人工肛門であることを説明すると、優先的にトイレに近い席にしてもらえます。

⑤海外で不安な場合は、日本オストミー協会（156ページ参照）などを通じて国際オストミー協会の出先機関の連絡先を聞いておけば、ストーマ装具の入手先など役立つ情報を聞くことができます。

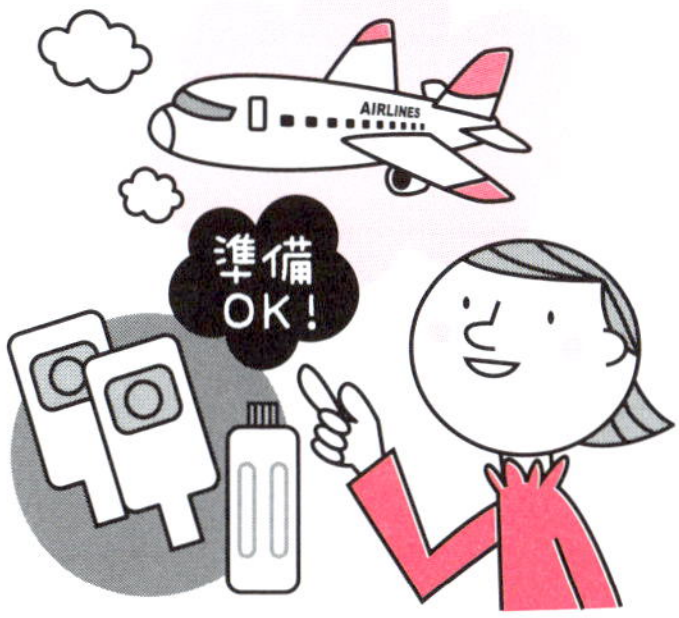

がんの医療費

医療費負担を軽くする「高額療養費制度」

上限額を超えた自己負担分を保険が支払ってくれる制度

がんの治療では、3割（または1割）の自己負担でも、医療費が高額になることがあります。そんな高額になる医療費について、一定の額を超える分は加入する医療保険が賄ってくれるのが**「高額療養費制度」**です。医療機関や薬局の窓口で支払った額が1カ月（1日～月末）で一定額を超えた場合、その超えた金額を加入する保険が支払ってくれます。差額ベッド代や入院中の食事代などは対象外ですが、保険が適用される医療費であれば、入院・通院・在宅医療を問わず対象になります。つまり、患者さんが負担する1カ月の医療費は、最高でも限度額までとなるので安心です。

負担の限度額は年齢や所得によって異なる

この制度を利用するには手続きが必要ですが、最終的な自己負担額となる毎月の「負担の上限額」は、加入者が70歳以上かと、加入者の所得水準によって分けられています。計算のしかたなどが複雑なので、手続きする前に医療機関の相談窓口や、がん相談支援センターなどに相談しましょう。

ここが大事!!

●医療費負担を軽くするジェネリック医薬品

抗がん剤の使い方は患者さんの状態や年齢などによって違い、薬剤の費用も大きく違います。

1回の治療で10万円（3割負担で3万円）を超える化学療法も少なくありません。高額療養費などの制度を利用することも有効ですが、信頼できるジェネリック医薬品を使えば、半分程度の負担に抑えられます。大事な費用のことなので、遠慮なく担当の医師に相談してみましょう。

■高額療養費制度のあらまし■

◆70歳未満の場合

所得区分	1カ月の負担の上限額
標準報酬月額83万円以上（年収約1,160万円以上）	252,600円＋（医療費－842,000円）×1％
標準報酬月額53万～79万円（年収約770万～約1,160万円）	167,400円＋（医療費－558,000円）×1％
標準報酬月額28万～50万円（年収約370万～約770万円）	80,100円＋（医療費－267,000円）×1％
標準報酬月額26万円以下（年収約370万円以下）	57,600円
低所得者（住民税非課税）	35,400円

例　胃がん患者のAさんの場合

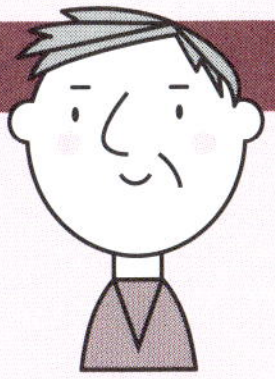

45歳　会社員　月収40万円（区分:標準報酬月額28万～50万円）
加入する医療保険→組合健康保険
医療費が100万円かかり病院から3割負担の30万円の請求がありました（差額ベッド代・食事代などは除く）

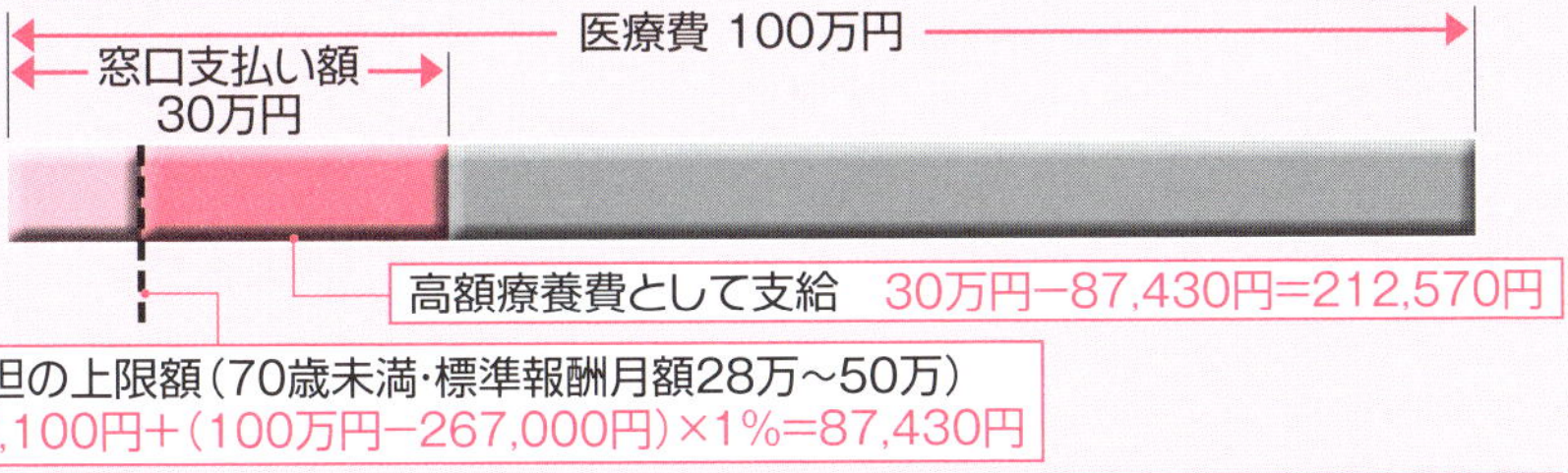

高額療養費制度により、212,570円を免除されて実際に支払う額は87,430円でした。

◆70歳以上の場合

所得区分		外来（個人ごと）	1カ月の負担の上限額
現役並みの所得者（月収28万円以上などの窓口負担3割の人）		44,400円	80,100円＋(医療費－267,000円）×1％
一般		12,000円	44,400円
低所得者（住民税非課税の人）	Ⅱ（Ⅰ以外の人）	8,000円	24,600円
	Ⅰ（年金収入のみの場合、年金受給額80万円以下など、総所得金額がゼロの人）		15,000円

※2015年1月の改正による「高額療養費制度」
※厚生労働省「高額療養費制度における自己負担額等の見直し」等の資料より

■負担をさらに軽減するしくみ■

◆世帯合算

1人の1回分の負担では高額療養費の支給対象にならなくても、複数の受診や同じ世帯にいる家族（同じ医療保険に加入）の受診について、それぞれ支払った自己負担額を1カ月単位で合算することができます。その合算額が一定額を超えたときは、超えた分を高額療養費として支給されます。

被保険者　A夫さん

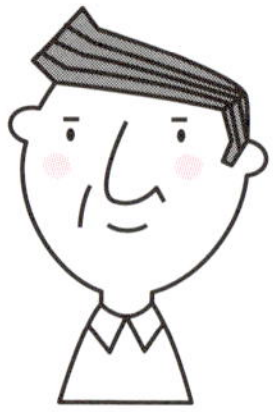

つばき病院
自己負担額45,000円
（医療費150,000円）

被扶養者　B子さん

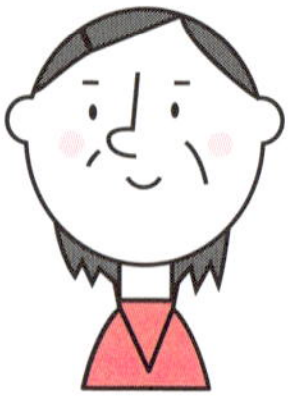

さくら病院
自己負担額54,000円
（医療費180,000円）

さくら薬局
自己負担額24,000円
（医療費80,000円）

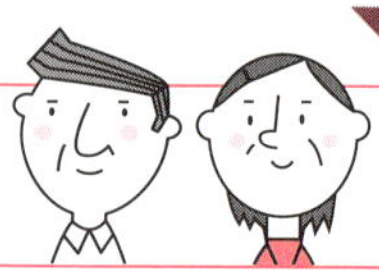

世帯合算すると……
45,000円+54,000円+24,000円=123,000円

高額療養費の支給対象となる

※70歳未満の人の受診の場合は、21,000円以上の自己負担のみ合算されます。

◆多数回該当

直近の12カ月間に、すでに3回以上高額療養費の支給を受けている場合（多数回該当）には、その月の負担上限額がさらに下がります。

70歳未満の場合

所得区分	多数回該当の場合
標準報酬月額 83万円以上	140,100円
標準報酬月額 53万～79万円	93,000円
標準報酬月額 28万～50万円	44,400円
標準報酬月額 26万円以下	44,400円
低所得者（住民税非課税）	24,600円

70歳以上の場合

所得区分	多数回該当の場合
現役並み所得者	44,400円

※70歳以上では「一般」「低所得者」の区分の人は多数回該当の適用はありません。

■「限度額適用認定」を利用する■

高額療養費制度を利用すると、通常はいったん医療機関で自己負担額の全額を支払い、3～4カ月後に払い戻されます。しかし、あらかじめ加入する医療保険窓口に申請し、「限度額適用認定」を受けていれば、認定証を医療機関に提示すると高額療養費の自己負担限度額の支払いで済み、1度に用意する費用を抑えることができます。入院だけでなく外来診療も対象になっているので、相談しましょう。

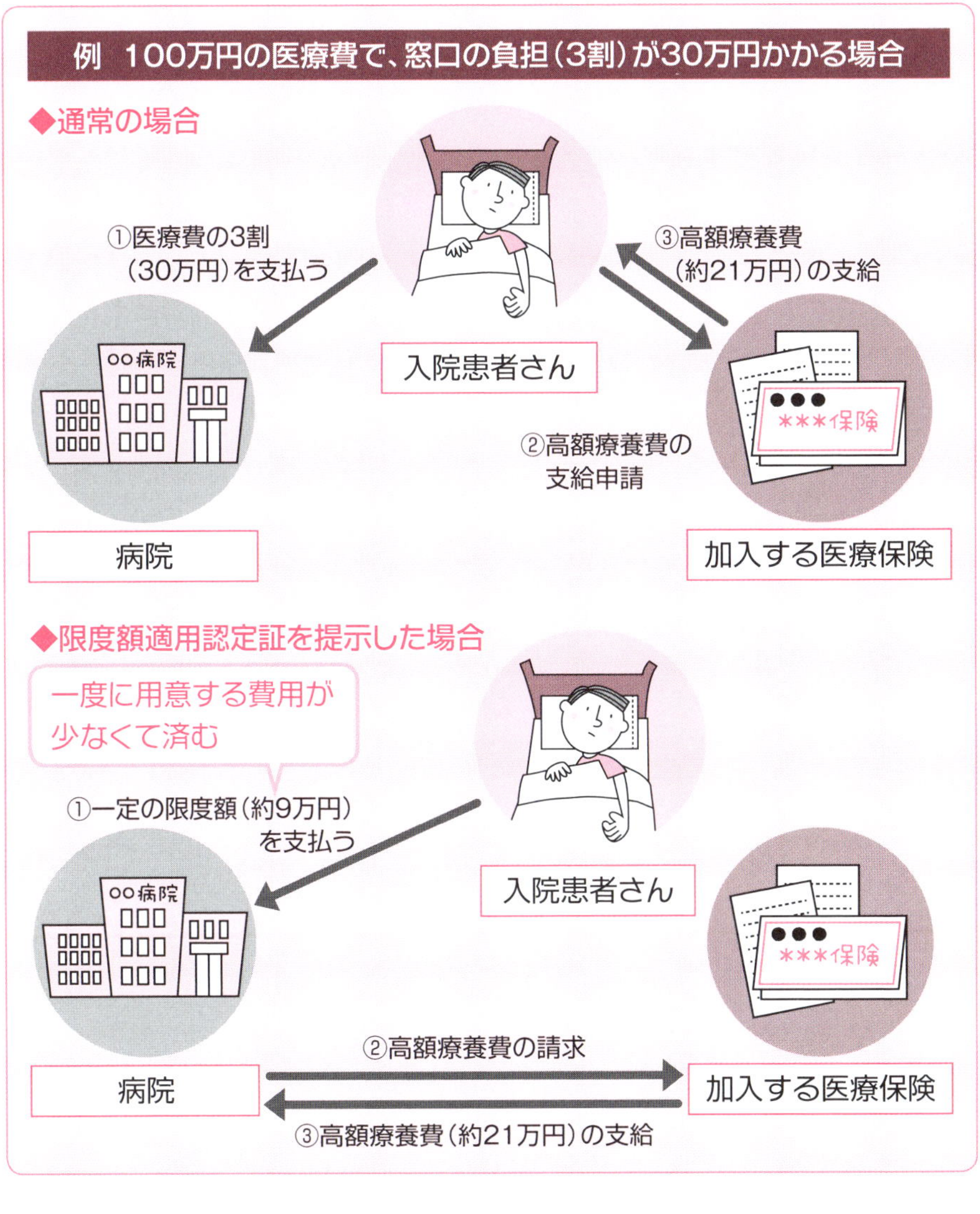

生命保険で保障を受ける場合

生命保険で差額別ベッド代などをまかなう

初・再診料や手術料、入院料などの治療にかかわる主な費用には公的医療保険が適用されますが、入院中の食事代の一部や差額ベッド代、交通費、保険の利かない検査・治療を受けた場合は全額自己負担になります。民間の生命保険は、こうした公的医療保険で保障されない費用や、医療費の自己負担分の軽減に役立てることができます。

医療の保障の契約は「主契約」か「特約」を選ぶ

生命保険には、死亡のときに備える保険のほか、病気やケガに備える保険もあります。がんに備えるには、このタイプの保険が有効ですが、契約のしかたは2つの方法があります。1つは医療保障を目的にした保険を「**主契約**」する方法、もう1つは死亡などに備える保険に「**特約**」を付加する方法です。病気による入院などを保障する保険（主契約）には「医療保険」「がん保険」「特定疾病保障保険」があり、対象にしたい病気や保障内容によって選びます。特約についてはがん入院などに特化したものなどがあり、さまざまなタイプのものから選ぶことができます。

ここが大事!!

●保険でトラブルの多い「上皮内がん」の扱い

がん保険で多いトラブルが、早期がんである「上皮内がん」の保障です。「①保険によって上皮内がんは保障されない」「②過去に上皮内がんで使ったら、お金のかかるがんのときに使えなかった」「③がんの経過期間に条件があり、上皮内がんのすぐあと罹ったがんは保障されなかった」など予想外のことが起こるので保障の内容をよく確認してから契約しましょう。

生命保険で医療費に備える方法

医療保障を主な目的とする「医療保険」を契約する

病気やケガに備える保険（主契約）

- 医療保険
  病気やけがを幅広く保障する。入院給付金に支払い限度日数がある
- がん保険
  がんについて保障。契約後90日程度経過してから保障が開始されるものが多い
- 特定疾病保障保険
  がん、急性心筋梗塞、脳卒中が対象。がんと診断されると保険金が支払われ契約は終了する

主契約に医療の「特約」を付加する

がんの治療に備える特約

- 女性疾病入院特約
  乳がんなど女性特有の病気で入院したときに入院給付金が受け取れる
- 成人病（生活習慣病）入院特約
  生活習慣病による入院・手術に入院給付金や手術給付金が受け取れる
- がん入院特約
  がんによる入院のとき給付金が受け取れる。支払い日数、無制限が多い
- 特定疾病保障特約
  三大疾病が原因による死亡・高度障害のときに保険金が受け取れる
- 先進医療特約
  先進医療の治療を受けたとき技術料相当額の給付金が受けられる

給付金・保険金の請求方法

①保険会社の窓口に連絡する

・保険会社に、保険証券番号・被保険者名・病名・支払い対象となる内容などを連絡する

②請求書類を提出する

・保険会社から送付される書類に必要事項を記入する
・診断書を担当医に書いてもらう
・提出する前に書き込んだ書類のコピーをとっておく

③給付金・保険金が支払われる

・必要書類が保険会社に届いてから数週間程度で所定の口座に振り込まれる

胃がん・大腸がんの関連サイト・患者の会

●胃がん・大腸がんについて知りたい

・国立がん研究センター　http://www.ncc.go.jp/jp/

・国立がん研究センターがん情報サービス
http://ganjoho.jp/public/index.html
胃がん・大腸がんについての基礎知識など、一般向けがん情報がわかりやすく解説されている

・日本胃癌学会　http://www.jgca.jp/
胃がんに関するさまざまな情報や主催する市民公開講座の情報が入手できる

・大腸癌研究会（JSCCR）　http://www.jsccr.jp/
一般向けに「大腸がんの治療を始める患者さんへ」や「大腸癌治療ガイドラインの解説」などの情報が公開されている

・日本対がん協会　http://www.jcancer.jp/
電話でがんに関する無料相談ができる（医師への電話相談、面接相談は事前の予約が必要）

・㈶先端医療振興財団 臨床研究情報センター「がん情報サイト」
http://cancerinfo.tri-kobe.org/
米国国立がん研究所が配信する、世界最大かつ最新の包括的ながん情報が日本語で閲覧できる

・済生会山形済生病院　http://www.ameria.org/
〒990-8545　山形県山形市沖町79-1
TEL:023-682-1111
（月～金8：45～11：00／13：30～15：00　土8：45～11：00）

・キャンサーネットジャパン　http://www.cancernet.jp/
がんに関する情報サービスを提供するNPO法人。セカンドオピニオンやシンポジウムの情報が閲覧できる

●胃がん・大腸がんの患者の会

●胃がん

・胃を切った人 友の会 アルファ・クラブ　http://alpha-club.jp/
会員は胃がんを中心に胃潰瘍、食道がんの患者さん。会報「ALPHA CLUB」を通じて、胃を切除したあとのケア情報を提供

●大腸がん

・公益社団法人 日本オストミー協会
http://www.joa-net.org　TEL：03-5670-7681
オストメイトの啓蒙のための講演会や調査研究などを行っている会員数11,000人の大規模な患者の会

・ブーケ(若い女性オストメイトの会)　http://www.bouquet-v.com/
若い女性オストメイトの抱える「恋愛・結婚・妊娠・出産・日常生活」を中心とする悩みや問題を相談したり、情報交換したりする会

た

な

さくいん

あ

か

さ

■監修

浦山雅弘（昭和62年医師免許・医学博士）　済生会山形済生病院　消化器外科
日本外科学会〔専門医・指導医〕・日本消化器外科学会〔専門医・認定医〕・日本消化器病学会〔消化器病専門医〕・日本癌治療学会〔臨床試験登録医〕・日本がん治療認定医機構〔暫定教育医・がん治療認定医〕

川口　清（平成4年医師免許）　済生会山形済生病院　消化器外科
日本外科学会〔専門医・指導医〕・日本消化器外科学会〔専門医・消化器がん外科治療認定医〕・日本消化器病学会〔消化器病専門医〕・日本がん治療認定医機構〔暫定教育医・がん治療認定医〕・日本内視鏡外科学会〔技術認定医〕

■企画・監修協力

瀬尾伸夫（昭和54年医師免許）　山形県立救命救急センター　診療部長
日本外科学会〔専門医・指導医〕・日本消化器外科学会〔専門医・指導医・認定医・消化器がん外科治療認定医〕・日本消化器病学会〔専門医〕・日本がん治療認定医機構〔暫定教育医・がん治療認定医〕

編集協力／耕事務所　**執筆協力**／野口久美子　稲川和子
カバーデザイン／上筋英彌（アップライン）　**本文デザイン**／石川妙子
イラスト／前村佳恵　山下幸子

◆手術後・退院後の安心シリーズ

イラストでわかる　**胃がん・大腸がん**
—手術後の食事・生活、再発・転移の防ぎ方—

平成24年10月25日　第1刷発行
平成26年11月20日　第3刷発行

監　　修　浦山雅弘　川口清
発 行 者　東島俊一
発 行 所　株式会社 法 研
東京都中央区銀座1-10-1（〒104-8104）
販売03(3562)7671／編集03(3562)7674
http://www.sociohealth.co.jp
印刷・製本　研友社印刷株式会社

SOCIO HEALTH

小社は㈱法研を核に「SOCIO HEALTH GROUP」を構成し、相互のネットワークにより、“社会保障及び健康に関する情報の社会的価値創造”を事業領域としています。その一環としての小社の出版事業にご注目ください。

©HOUKEN 2012 printed in Japan

ISBN978-4-87954-939-6　定価はカバーに表示してあります。

乱丁本・落丁本は小社出版事業課あてにお送りください。
送料小社負担にてお取り替えいたします。
JCOPY〈(社)出版者著作権管理機構 委託出版物〉
本書の無断複写は著作権法上での例外を除き禁じられています。複写される場合は、そのつど事前に、(社)出版者著作権管理機構（電話 03-3513-6969、FAX 03-3513-6979、e-mail: info@jcopy.or.jp）の許諾を得てください。